KB042996

코골이
수면무호흡증

나는 당신이 **오직 코로 숨쉬기** 바란다 2

코골이 · 수면무호흡증

초 판 1쇄 2020년 07월 27일

지은이 이우정
펴낸이 류종렬

펴낸곳 미다스북스
총괄실장 명상완
책임편집 이다경
책임진행 박새연 김가영 신은서 임종익
본문교정 최은혜 강윤희 정은희 정필례

등록 2001년 3월 21일 제2001-000040호
주소 서울시 마포구 양화로 133 서교타워 711호
전화 02) 322-7802~3
팩스 02) 6007-1845
블로그 http://blog.naver.com/midasbooks
전자주소 midasbooks@hanmail.net
페이스북 https://www.facebook.com/midasbooks425

© 이우정, 미다스북스 2020, *Printed in Korea*.

ISBN 978-89-6637-824-1 13510

값 15,000원

※ 파본은 본사나 구입하신 서점에서 교환해드립니다.
※ 이 책에 실린 모든 콘텐츠는 미다스북스가 저작권자와의 계약에 따라 발행한 것이므로 인용하시거나 참고하실
  경우 반드시 본사의 허락을 받으셔야 합니다.

미다스북스는 다음세대에게 필요한 지혜와 교양을 생각합니다.

나는 당신이 **오직 코로 숨쉬기** 바란다 2

코골이
수면무호흡증

이우정 지음

미다스북스

〈나는 당신이 오직 코로 숨 쉬기 바란다 2〉를 펴내며

"코골이·수면무호흡증 없는 세상에서 살고 싶다!"

나는 지난 30년간 5만 명 이상의 비염·축농증뿐만 아니라, 코골이·수면무호흡증으로 고생하는 환자들을 만났다. 그분들에게 코의 문제는 온몸의 문제였다. 또한 코골이·수면무호흡증으로 표현되는 코의 증상은 일반적이지만, 제대로 된 해법을 찾지 못해서 당하는 고통은 또 다른 문제였다.

언제나 그렇듯이 내가 그분들을 치료하는 방법은 아주 기본적이다. 처음에는 너무나 막연하고 어려운 치료의 길이었지만 이 방법을 통해서 나는 코에 대한 이해를 더욱 높일 수 있었다.

나는 환자들에게 불편한 증상을 묻고 또 묻는다. 그러면 환자들은 자신의 모든 불편과 고통을 내게 다 이야기한다. 나의 치료 도구는 간단하다. 침이다. 가느다란 침은 좁은 콧구멍을 상대하기에 안성맞춤이다. 코를 들여다보는 시간이 쌓이면서 환자들이 알려주는 대로 점점 더 구석구석 살피게 된다. 비강 안 깊숙이 침 치료를 한 뒤에 숨을 들이마셔서 보라고 하면서 콧바람이 어디로 들어가는지 묻는다. 얼마나, 또 어떻게 숨 쉬는 게 좋아지는지 환자들이 알려주는 내용을 바탕으로 계속해서 확인하고 또 확인하면서 숨길을 만들어간다.

나는 이런 치료를 30년 동안 거듭해왔다. 오직 환자들과 씨름하면서 환자들의 상태를 이해하려고 애쓰면서 '어떻게 하면 고통에서 벗어날 수 있게 할 수 있을까'를 고민하는 과정에서 침 끝은 날로 섬세해질 수밖에 없었고, 매번의 경험은 다음 환자를 만나는 바탕이 되었다.

코의 숨길은 어느 한 곳 소홀해서는 안 된다. 하비도, 중비도, 상비도의 숨길 모두 살아 있어야 한다. 비강에 연결되어 있는 4쌍의 부비동으로도 숨길이 통해야 호흡이 제대로 이루어진다. 코 때문에 고통을 당하는 수많은 환자분들을 통해서 항상 깨닫는다.

나는 "나는 당신이 오직 코로 숨 쉬기 바란다"라는 시리즈의 첫 책에서 비염·축농증에 대한 내용을 적었다. 이번의 두 번째 책에서는 코의 중요성과 함께 무엇보다도 '코골이와 수면무호흡증의 심각성'에 대해서 알리고자 한다.

코골이 · 수면무호흡증은 지금 당신의 코 상태의 반영이다

대부분의 사람들이 코의 진정한 기능에 대해서 무지한 만큼, '코골이와 수면무호흡증의 실체'에 대해서도 마찬가지로 무지하다. '코골이 · 수면무호흡증'은 단순한 호흡의 잡음이 아니라, 코 상태의 반영이다. 몸 전체 건강 상태에 대해 병이 생기기 전에 미리 정확히 알려주는 지표로서의 역할을 하고 있다. 그걸 사람들을 온통 무시해왔다. '코골이와 수면무호흡증'을 잘 다스려야 오래오래 건강을 지킬 수 있다는 사실조차 많은 사람들은 알지 못했다.

사실 코골이는 너무나 흔한 증상이다. 코를 안 골던 사람도 피곤하면 고는 경우가 많다. 비가 와서 축축한 날에 코를 골기도 하고, 술을 한 잔 걸치면 골기도 한다. 과로한 뒤에 골기도 하고, 안 하던 운동을 심하게 해도 곤다. 과식한 뒤에 골기도 하고, 기분이 좋지 않거나 우울해서 몸 상태가 좋지 않을 때도 고는 경우가 있다.

건강보험심사평가원의 국민관심질병 통계자료에 따르면, 2018년 비염 환자는 1,098만 6,974명으로 조사되었다. 우리나라 인구의 20%가 넘는 수치로 비염 환자가 많다. 사실은 이만큼 코로 숨을 제대로 쉬지 못하고 있는 수치라고 읽어야 한다. 코골이와 연관지어 설명하자면 사실 이 수치보다 더 많은 환자들이 코골이 소리를 경험했을 것이다. 왜냐하면 코 상태가 나쁠 때 코를 골아본 경험은 일반적이기 때문이다.

코골이는 경미한 상태부터 탱크와 헬리콥터 여러 대가 동시에 움직이는 것처럼 심각한 지경까지 다양하다. 잠들 때 잠깐 골다 마는 코골이도 있고, 밤새도록 쉬지 않고 골아대는 코골이도 있다. 급기야는 자다가 숨이 멈춰서 주변 사람들을 공포에 몰아넣기도 하는 수면무호흡증까지 있다.

"저는 잘 모르겠는데, 아내의 잔소리 때문에 치료받으러 왔습니다."

"자다가 제가 코 고는 소리에 놀라 일어난 적이 있습니다."

"자면서 숨이 턱턱 막혀서, '헉!' 하고 놀라면서 깹니다."

많은 환자들이 가족들의 독촉이나, 본인이 불편함을 느끼고 나서야 치료에 관심을 갖는다. 이것이 문제다. 이미 심각한 상태임을 모른다. 불편함을 느낄 때 코골이가 시작된 줄 안다.

사실 코골이는 코라는 악기에서 나오는 피리 소리다. 피리 소리를 내다가 소리가 나오지 않으면 그것이 바로 수면무호흡증이다. 그런데 코 건강은 대뇌 건강과 가장 직접적인 관계를 갖고 있다. 머리 한가운데를 통과하는 숨길은 대뇌의 기능과 직결하기 때문이다.

그래서 코골이와 수면무호흡증을 고치는 길은 대뇌의 건강을 지키는 길이다. 결국 우리 몸 전체의 건강을 지키는 길이다.

숨은 정확하게 코로만 쉴 수 있어야 한다. 밤이나 낮이나 숨소리가 조용하고 부드럽다면, 이것이 가장 기본적인 코 건강이자 몸 건강의 기초다. 숨을 쉬면서 머리와 이목구비에 불편한 증상이 하나도 없다면, 이것이 진정으로 완벽한 호흡이라고 할 수 있다. 그렇다면 온몸이 건강할 것이다. 30년 코 치료를 통해 얻은 나의 확신이자 환자들이 증명하는 바다.

때문에 코를 안 골던 사람이 코를 곤다든지, 예전과 달리 조금만 피곤해도 코를 많이 곤다면, 몸에 이상이 생겼다는 사실을 자각해야 한다. 과로를 피하는 것뿐만 아니라 코를 더 건강하게 만들어주는 치료가 필요함을 깨달아야 한다. 비강과 부비동을 건강하게 만들어서 코골이를 없애야 한다는 신호로 읽고, 코를 치료하고 관리해야 한다. 잠자는 시간이 머리가 맑아지고 몸의 모든 기능이 회복되는 시간이 되도록 만들어야 한다.

그러나 지금 현실은 그렇지 않다. 단순한 코골이를 넘어서 비염과 축농증이 심해지는 만큼 코골이 소리가 커지고, 수면무호흡증이 심각해지는 경험을 무시하고 있다. 많은 사람들이 코와 몸의 이상으로 생기는 코골이를 귀찮고 쓸모없는 마찰음으로 여기면서, 아예 코골이 소리가 나지 못하게 하는 수술법을 코골이 · 수면무호흡증의 근본치료라고 알고 있다. 너무나 잘못된 일이다.

코골이 치료는 코를 죽이지 않고 살리는 치료가 되어야 한다

나는 이 책에서 이런 내용을 바로잡고 싶다. 코골이 치료는 코를 살리는 치료가 되어야 한다. 코골이 마찰음이 발생하지 못하도록 좁은 부분을 넓게 하는 수술법에 심각한 우려를 표하지 않을 수 없다. 그래서 코질환을 30년 동안 오직 침으로 치료해온 한의사가 알게 된 코골이와 수면무호흡증의 진실에 대해서 하나씩 풀어보고자 한다.

끝으로 나의 오래된 환자로 이제는 가족 같은 관계가 된 지인 이야기를 덧붙인다. 그는 28세의 청년에서 환자로 만나 지금은 44세의 사업가로 변신했다. 어렸을 때부터 온갖 코 질환으로 고생하다, 더이상의 치료를 포기한 상태에서 나를 처음 만났다. 그는 초등학교 때부터 학교와 동시에 이비인후과에 개근했다. 여러 번의 비염과 코골이 수술, 비중격만곡증 수술, 편도선 절제술 등 이비인후과에서 지시하는 대로 따랐고, 정말 열심히 정성껏 치료를 받았다. 그러나 결국 '더이상 해줄 것이 없다'는 말과 함께 '환자가 너무 예민하다'는 평가가 마지막 진료와 처방이었다고 한다. 그러다 나를 만난 28세의 청년 환자는 내 치료의 진화 과정을 함께 해왔다. 이제는 코로만 숨을 잘 쉬며 살 만해진 그가 내게 말한다.

"코의 중요성을 모든 사람들이 알아야 하는데, 우리는 그동안 너무나 몰랐습니다. 코 건강이라는 과목으로 전 국민이 초등학교 때부터 코에 대해 배워야 합니다. 그래서 『나는 당신이 오직 코로 숨쉬기 바란다』는 대학교 입시의 한 과목으로 시험을 치게 해야 합니다!"

나는 이 책으로 우리나라 이비인후과 질환의 상식을 바꾸고 싶다.

나는 모든 사람들이 코로만 숨 쉬는 건강한 세상이 되기를 간절히 꿈 꾼다.

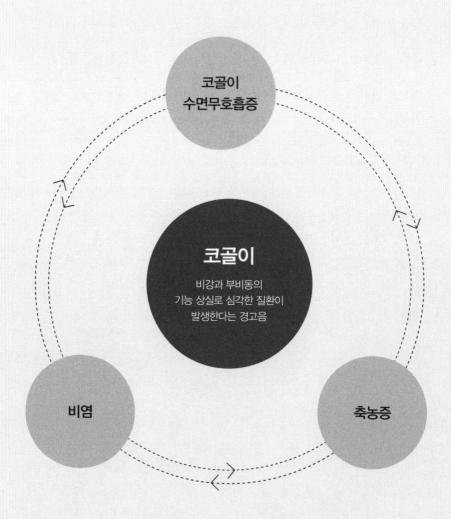

수면 중 기도 막힘(수면무호흡)을 치료하기 위해 기도 공간을 늘리는 것이 아니라
구강호흡을 하지 않도록 비강과 부비동을 열어주고 비염과 축농증의
원인을 제거하여 비강호흡을 할 수 있도록 하는 것이 관건

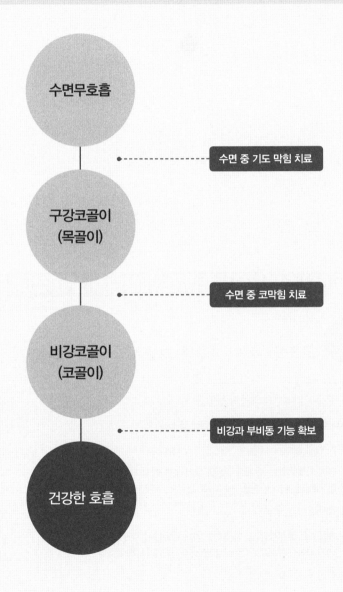

수면무호흡

수면 중 기도 막힘 치료

구강코골이
(목골이)

수면 중 코막힘 치료

비강코골이
(코골이)

비강과 부비동 기능 확보

건강한 호흡

목차

1부
코골이 · 수면무호흡증 없는 세상에서 살고 싶다!

 1 장 코골이 · 수면무호흡증, 그냥 두면 온몸이 망가진다

2 장
코골이 · 수면무호흡증의 치료는 어떻게 할까?

3부

당신이 몰랐던 코골이 · 수면무호흡증 Q & A

코골이 수면무호흡증 없는 세상에서 살고 싶다!

▍코골이의 단계표

진행 단계	코골이 증상	호흡의 질	코 건강 상태	코골이 위치
0	깊은 잠에 들어도 숨소리가 맑고 코를 골지 않음	자고 일어나면 머리가 맑고 개운함	건강상태 (100점)	코골이 없음
1	깊은 잠에 빠지기 시작할 때 코를 살짝 골다 조용해짐	코골이 소리는 나지만 잠을 잘 자며 머리가 맑고 건강	양호 (90점)	비강(코) 코골이
2	간헐적으로 코골이를 반복	밤새 코를 크게, 작게 반복해 골고 비강과 부비동 공간이 좁아지며 소리가 커짐	부비동 공간이 조금 막힘 (80점)	
3	밤새 크게 골다 작게 골다를 반복		부비동 공간이 더 막혀 있음 (50점)	
4	코는 골지 않고 입으로 숨을 쉼	비강과 부비동이 좁아지면 입이 살짝 벌어지고 숨을 쉬나 목젖이 떨리지 않아 코를 골지 않음	3단계보다 심각한 구강호흡 시작 (0점)	구강(목) 목골이
5	입을 벌리고 자며 코를 곪	비강과 부비동이 점점 좁아지며 소리가 커지고 완전히 입으로 숨을 쉼	구강호흡 (−10점)	
6	수면무호흡 증상이 나타남	입을 벌린 채 코골이 소리가 크고 중간중간 숨을 멈춤	수면무호흡 (−20점)	

코를 많이 골면서 자는 사람과 코를 골지 않고 자는 사람 중 누가 편안하고 좋은 잠을 자는 걸까? 굳이 따져볼 필요도 없이 조용히 자는 사람일 것이다.

코를 골면서 자고 싶어 하는 사람이 어디에 있겠는가? 그러나 코를 고는 사람도 자신이 코를 고는 줄 모르는 경우가 많다. 누군가 불평해주지 않으면 언제부터 그랬는지, 얼마나 고는지 알기 어렵다. 그만큼 사람들은 자신의 코골이에 무관심할뿐 아니라, 부모님의, 배우자의, 자식의, 친구의 코골이에 무관심하다. 정확히 말하면 어떻게 관심을 가져야 하는지 모른다. 왜냐하면 코골이를 흔하고 대수롭지 않은 일로 여기기 때문이다. 코골이의 가장 큰 문제가 여기에 있다. 바로 정확한 상식의 부재다. 사람들은 코골이가 얼마나 심각한 문제인지조차 모른다.

1 장

코골이
수면무호흡증,
그냥 두면
온몸이 망가진다

01

수험생의 기억력과
집중력을 망친다!

코골이 치료는 대학교 합격을 좌우한다. 공부는 깨어 있을 때 하는 것인데 코골이와 무슨 상관이냐고 묻는 사람도 있을 것이다. 어쩌면 수면의 질과 연관지어 고개를 끄덕이는 사람이 있을지도 모른다.

심한 코골이는 자도 잔 것 같지 않은 수면의 질을 나타낸다는 것을 경험적으로 알고 있다. 수면의 질이 떨어지면 기억력과 집중력이 떨어진다. 기억력과 집중력을 해치는 모든 증상은 그대로 코골이의 원인이 된다. 시도 때도 없이 흐르는 콧물, 재채기로 정신은 딴 곳으로 가고, 코막힘으로 신경이 예민해지고, 조금만 앉아 있어도 머리가 지끈거리고 묵직해진다. 이 증상 그대로 밤의 코골이로 나타난다는 사실을 알아야 한다. 다시 말하면 비염·축농증은 코골이의 가장 직접적인 원인이고, 가장 정확하고 분명하게 말하면 코의 문제로 코를 고는 것이다.

그러나 사람들은 비염과 코골이를 별개의 질환으로 생각한다. 축농증과 수면무호흡증도 별개로 생각한다. 게다가 별로 심각하게 생각하지 않는다.

사실 코골이는 코로 숨을 더 잘 쉬게 해달라는 몸의 외침이다. 수면무호흡증은 코로 숨을 못 쉬고 있다는 몸의 신호다. 그래서 코골이나 수면무호흡증이 해결되려면, 코로 숨을 잘 쉴 수 있도록 하는 비염·축농증 치료가 먼저 이루어져야 한다.

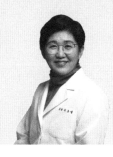

고3 학생은 어떻게 갑자기
평균 30점을 올렸을까?

"시험을 쳤는데 평균 30점이 올랐다고요? 어떻게 그렇게 오를 수 있어
요?"

고등학교 3학년인 남학생을 치료한 적이 있다. 자다가 숨을 멈추는 수
면무호흡증이 심했다. 심한 수면무호흡증은 기도가 좁아서 발생하는 것
으로 판단하여, 늘어진 목젖을 줄이고 비대한 편도선을 절제하는 것으
로 접근한다. 이 학생의 부모님도 처음에 그런 수술을 해야 하는 것이라
고 알고 있었다. 그런데 고등학교 3학년, 중요한 시기이니 수술은 나중
에 하고 일단 숨이 멈추는 것만이라도 해결하기 위해 비염 치료를 해봐
야겠다며 찾아온 것이었다. 여름방학 한 달 동안 일주일에 2번씩, 총 9번
의 치료를 받았다. 그런데 놀라운 소식을 들었다. 모의고사를 치렀는데
성적이 껑충 뛰었다는 것이다.

"초등학교 때부터 앞머리 쪽이 항상 답답하고 힘들었어요. 진통제를
먹어도 가라앉지 않는 두통이었어요. 자나깨나 항상 묵직한 채로 살았

죠. 그런데 코로만 숨을 쉬려고 하고, 또 그게 되니까 두통이 없어졌어요. 공부하는 데 효율이 좋아진 것을 느껴요. 수업 중에 졸린 것도 덜하고, 수학 문제 풀 때 공식 생각나는 속도가 빨라지고, 영어단어도 하루 100개밖에 못 외웠었는데 이제 같은 시간에 300개는 외워지는 것 같아요. 국영수 합쳐서 190점이었는데, 이번에는 250점이 나왔어요. 그동안 머리가 아파서 공부를 제대로 못 했거든요. 이제부터라도 열심히 치료하고 공부해서 대학교에 갈 거예요."

학생은 초등학교 4학년 때부터 비염이 있었다. 중3 때부터 더 심해졌고, 막혔다 뚫렸다 하던 코가 고3이 되어서는 더 많이 막혀서 공부조차 힘들었다고 한다. 그런데 지금은 밤새도록 입을 다물고 잘 수 있고, 코막힘도 손톱 뜯는 버릇도 사라졌다며 좋아했다.

학생 본인도, 부모님도 비염 자체를 심각하게 받아들이지 않았었다. 학생은 머리가 아팠는데도 신기하게도 성격이 낙천적이었다. 그냥 '그런가 보다' 하고 지냈단다. 학생이 이렇게 불평이 없으니 부모님도 '그러려니' 한 것이다. 게다가 머리가 아픈 것도, 코로 숨을 쉬지 못하는 것도, 코골이가 심한 것도, 자고 일어나 입냄새가 심한 것도 예사로 넘겼다. 그래서 이들은 수면무호흡증이 나타나서야 치료가 필요하다는 생각을 하게 되었다. 코골이가 심해도 이를 읽을 수 있는 눈이 없어, 숨이 멈출 정도가 되어서야 눈에 보인 것이다.

나는 이 학생의 비염과 축농증을 치료했다. 불과 몇 번의 침 치료를 통해 이 학생의 수면무호흡증이 없어졌다. 목골이가 사라졌고, 코골이도 줄었다. 밤낮으로 코로 숨을 잘 쉴 수 있게 하는 치료 덕분에, 이 학생은 불편했던 증상이 없어져 즐겁게 공부할 수 있었다. 잘된 일이 아닌가!

이 학생은 열심히 공부하여 성공적으로 대학교에 입학했다. 물론 대학교에 다니면서도 코가 답답해지면 내원하여 치료를 받는다. 코가 뚫린 맛을 알기 때문이다. 그는 종종 공부 이야기, 바쁜 대학생활 이야기를 들려준다. 코를 잘 치료하면 성적이 달라지고 대학교가 달라진다.

02

청소년의 성장과
성격 형성을 방해한다!

코골이·수면무호흡증은 어린아이의 성장과 성격 형성에 영향을 준다.

코는 대뇌의 과열방지 장치로서의 기능을 하기 때문에, 뇌가 성장·발달하는 성장기에 코로 숨을 제대로 쉬지 못하는 것은 치명적이다. 코골이가 심한 아이들은 자꾸 입을 벌리고 잠을 잔다. 이는 코를 제대로 사용하지 않는다는 뜻이고, 쉽게 말하면 컴퓨터의 환풍기가 제대로 작동 하지 않는 것이다.

환풍기가 작동하지 않아 열이 많아지니, 자고 일어나도 머리가 띵 하다. 잔 것 같지 않으니 짜증이 많아질 수밖에 없다. 아침에 깨워도 제대로 일어나지 못한다. 밝고 명랑하고 씩씩한 얼굴로 잠을 깨지 못한다. 언제나 잠을 덜 잔 것 같은 모습으로 잠을 깬다. 머리가 맑지 않다. 집중이 필요한 순간에 빨리 포기한다. 쉽게 피곤해지기 때문에 무슨 일이든 마무리가 어렵다. 신경질이 많아지고 생각하기 싫어한다. 조금 이기적인 성격이 될 수밖에 없다.

대뇌의 성장 발달기에 항상 머리가 맑고 편하다면, 성격도 원만하게 형성이 될 것이다. 일단 잠을 자면서 뒤척임이 줄어든다. 그리고 웅크리고 자는 버릇이 없어진다. 이를 갈면서 자는 것도 줄고, 잠꼬대도 줄어든다. 꿈을 많이 꾸는 아이들은 꿈꾸는 일이 줄어든다. 가위에 눌리고, 쫓기는 꿈을 꾸고 낭떠러지에서 떨어지는 꿈을 꾸던 것들이 줄어들게 된다. 푹 자고 일어나는 것이다. 제대로 된 코 호흡은 뇌 기능의 발현에 중요한 요소다.

게다가 어린아이들의 경우, 코골이가 치료되었을 때의 변화가 어른의 경우보다 빠르다. 그만큼 몸에 미치는 영향이 더 심각하고 즉각적이라는 뜻이다. 어린아이들의 코골이 치료는 특히 더, 코의 기능을 살리기 위하여 코로만 숨을 잘 쉴 수 있도록 하는 것에 초점이 맞추어져야 한다. 그래서 어린아이들의 코골이 · 수면무호흡증을 치료하는 데 있어서 무엇보다 가장 먼저 파악해야 하는 것은 아이가 코로 숨을 쉬고 있는지, 입으로 숨을 쉬고 있는지를 관찰하는 일이다. 관찰해보자. 열이면 아홉은, 코골이가 심한 만큼 입으로 숨을 쉰다.

어린아이의 코골이와 수면무호흡증을 고쳐주는 것은 아이가 건강한 정신과 육체를 가진 어른으로 성장할 수 있도록 하는 기본적이고 필수적인 요건이다.

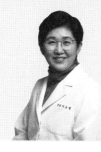

코골이 치료로 잠도 푹 자고
짜증도 줄었다는 7살 남자아이

7살 남자아이의 코골이와 수면무호흡증을 치료했다. 사실 축농증을 잘 치료하면서 코골이와 수면무호흡증이 없어진 것이다.

4살 때 눈이 너무 부어서 병원에 갔는데, 얼굴 전체 부비동에 농이 가득 차 있어서 눈까지 붓는 것이라고 했고, 그때부터 코를 골기 시작했다. 3년 동안이나 심하게 코를 골며 안타까울 정도로 힘든 숨을 쉬면서 잠을 잤다고 한다.

지금까지 약도 먹어왔다. 두 달 먹고 한 달 쉬고, 두 달 먹고 한 달 쉬고를 반복하며 1년에 6개월 정도는 약을 밥처럼 먹었단다. 약을 먹는 동안은 코골이가 줄었고, 약기운이 떨어져 축농증이 생기면 코를 골았다. 그러다 5세 때는 언어발달장애 진단을 받았단다. 단어 사용이 또래 아이들보다 뒤떨어진다고 했다. 중이염까지 생겨 귀가 잘 안 들리게 된 줄도 몰랐던 것이다. 그러다가 수면무호흡증까지 생겼다. 아데노이드 수술을 해야 한다는 진단을 받았고, 결국 수술을 받았다. 수술을 한 뒤 중이염이 없어졌지만, 1년 만에 다시 코골이가 심해지고 수면무호흡증이 생기게 되었다. 감기에 걸리면서 축농증이 재발한 것이다.

그리고 7살이 되어 다시 얼굴에 농이 가득 찼다고 진단을 받았단다.

"눈이 다시 많이 붓고요, 손톱을 뜯는 정도가 아니라 손톱 끝에 살까지 다 뜯을 정도로 상태가 심각해졌습니다. 얼굴이 다 붓고, 쉽게 짜증내고 집중을 못 하고, 잠을 자면서도 온 방을 헤매면서 자요. 이갈이도 심해졌고요."

나는 축농증 치료에 집중했다. 치료에서는 코로 숨을 잘 쉴 수 있도록 하는 것이 우선시되어야 한다. 석션법을 이용하여 부비동 안에 가득 들어 있는 농을 빼내주었고, 집에서도 할 수 있도록 자가석션법을 지도했다.

불과 5번의 치료로 잠자는 모습이 달라졌다. 코로 숨을 쉴 수 있게 된 것이다.

"일단 잠자는 게 너무 편해졌습니다. 아이가 잠을 푹 자는 것 같습니다. 그 전에는 딱할 정도로 잠을 자주 깼기도 했지만 자면서도 계속 뒤척거렸어요. 지금은 일어날 때까지 잠들었던 그 자리에서 그대로 일어납니다. 어린애들은 활동성이 많아서 자면서도 활동을 많이 하는 게 당연하다고 생각했는데, 그게 아니었던 겁니다.

그리고 코를 진짜 많이 골았는데, 지금은 거의 하지 않습니다. 어른보다 더 크게, 안쓰러울 정도로 힘겹게 코를 골곤 했는데 지금은 코 고는 것을 거의 모를 정도예요. 짜증내는 것이 줄었습니다. 눈 밑에 다크서클도 좀 줄었어요. 귀도 잘 들리는 것 같고, 손톱 뜯는 버릇까지 없어졌습니다."

이 아이의 경우 축농증 때문에 코를 많이 골게 되었고 사실 아이는 입을 벌리고 숨을 쉬는 목골이를 했던 것이다. 어린이의 코골이와 목골이 모두 비염·축농증 치료가 우선시되어야 한다. 코막힘이 심해지면서 목골이를 했기 때문이다.

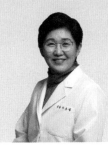

수면무호흡증 치료로 손톱 뜯는 버릇, 이 가는 버릇이 싹 사라진 10살 남자아이

10살 난 남자아이가 방문했다. 코골이에 수면무호흡증까지 심했다. 생후 3개월 됐을 때부터, 재워 놓으면 어디론가 없어져서 보면 구석에 가 있더란다. 또 자다 보면 또 다른 구석에 가 있고…. 어렸을 때부터 그렇게 온 방을 헤매면서 잠을 잤다고 한다. 10살이 되었는데도 계속 그러니 부모님은 '우리 아이는 이런 잠버릇을 갖고 있는 아이구나.' 이렇게 생각을 했다. 그러다가 수면무호흡증까지 심해져서 찾아왔다고 했다.

코막힘을 치료하는 것이 우선이었다. 코막힘을 조금만 잘 치료해도, 수면무호흡증은 가장 먼저 없어진다. 어린아이들은 더 빠르다. 불과 10여 번의 치료 후의 어머니와의 대화이다.

"코막힘이 없어졌어요. 테이프를 붙이고 밤새도록 코로 숨을 쉴 수 있게 되었습니다. 신기하게도 여기 치료받기 시작한 다음부터는 밤에 잘 때 움직이지 않고 잠을 자는 거예요. 나하고 같이 이불을 덮고 밤새도록 잠을 자는 게 너무 신기해요. 자는 모습을 자꾸 쳐다봤어요."

자면서 이를 박박 갈던 버릇도, 손톱 뜯는 버릇이 없어졌다고 한다. 아이가 아침마다 일어나면 멀미처럼 토할 것 같고, 어지럽다는 얘기를 많이 했다고 하는데, 그게 밤에 입으로 숨을 많이 쉬어서 생기는 증상이라는 것을 누가 알았겠는가! 또한 아이는 치료를 받는 두 달 사이에 키가 훌쩍 자랐다. 부모님은 '밥을 잘 먹게 되어서 그런가요?'라고 물었다. 아이는 처음 왔을 때보다 명랑해지고 성격도 밝아졌다.

"코가 99% 좋아진 것 같습니다. 그렇게 심하던 코골이가 없어졌어요. 지금은 진짜 다 살아난 거죠. '입을 다물고 코로만 숨을 쉬는 호흡이 정말 중요하구나.' 하는 것을 알게 되었습니다. 코가 안 좋은 사람들이 생각보다 주변에 엄청 많더라구요. 지금은 온 동네방네 자랑하고 다닙니다. 코로 숨을 잘 쉬어야 한다고 떠들게 됩니다."

아이의 코골이가 처음부터 심했던 것은 아니다. 온 방을 헤매면서 자다가, 점점 코막힘이 더해지고 코골이가 점점 심해지다가 수면무호흡증까지 나타나게 된 것이다.

문제는 바로 이것이다. 어린아이들의 코골이와 수면무호흡증은 한순간에 나타나는 증상이 아니다. 코골이 이전에 전조 증상이 있었을 것이다. 그런데 전조 증상을 읽어내지 못하고, 코골이와 수면무호흡증이 나타나고 나서야 심각하게 여긴다. 그리고 그제야 코골이와 수면무호흡증을 고쳐보려고 인터넷 검색을 시작한다. 그렇게 해서 선택하게 되는 치료법이 편도선 절제 수술, 아데노이드 제거 수술이다.

수술 전에 아이가 코로만 숨을 잘 쉬는지를 관찰할 수 있으면 좋을 것이다. 더 일찍 발견하여, 코골이와 수면무호흡증이 심해지기 전에 코로 숨을 잘 쉴 수 있게 코 치료를 했더라면 얼마나 좋았을까.

03

심장병을
일으킨다!

코와 심장은 무슨 관계가 있을까?

심장은 펌프질하여 머리 쪽으로 산소와 포도당과 영양분을 올려 보내
는 일을 한다. 한마디로 '대뇌의 혈액순환'을 담당하고 있다. 심장은 대뇌
가 최적의 상태에서 일처리를 할 수 있도록 한다. 코도 대뇌가 최적의 환
경에서 일을 할 수 있도록 해주는 역할을 하고 있다. 컴퓨터의 환풍기 역
할이다. 코와 심장은 같은 역할을 하고 있다.

우리는 얼굴이 빨개질 정도로 억지로 숨을 멈추는 놀이로 심장이 얼마

나 빨리 뛰게 되는지 안다. 이와 마찬가지로 코로 숨을 제대로 쉬지 않으면, 즉 코골이를 하고 수면무호흡증이 오면 자는 중간중간 숨이 멈춘다. 숨이 멈추면 혈중 산소포화도가 떨어진다. 뇌는 산소가 100%로 꽉 차 있는 혈액이 가장 필요한 기관이다. 뇌는 우리 몸 전체 무게의 1~2%인 700~1,400g 정도의 기관인데, 심장에서 나오는 피의 20~30% 정도를 사용한다. 피에 포함되어 있는 20~30% 정도의 포도당을 사용하며, 피 속의 20~30%의 산소를 필요로 한다. 이런 뇌의 필요를 채우기 위해서는 언제나 산소포화도가 100%로 채워져 있는 피가 잘 돌아야 한다. 그런데 같은 양에 피에 들어 있는 산소가 부족하니, 심장은 더 많은 피를 공급해줘야 한다. 심장이 바빠진다.

뇌가 쉬고 있는 밤에 코를 잘 사용하지 않으면, 심장은 밤마다 100m 달리기를 몇 번씩 해내야 할지도 모른다. 심장을 과로시키지 않고 오래오래 건강하게 심장을 보호할 수 있는 것은 코로만 숨을 쉬는 일이다.

그런 줄도 모르고, 심장이 불편해지면 심장에만 문제가 생긴 줄 알고 심장만 살핀다. 왜 심장이 그렇게 안 좋아졌는지 중요한 원인은 개선되지 않은 채로 말이다. 코의 중요성을 모르기 때문이다.

나는 많은 환자분들을 통해서 심장 질환의 현주소를 본다.

자다가 숨이 멈추지 않도록 하기 위해 양압기나 구강장치를 사용하고, 기도 확장 수술을 한다. 코로 숨을 쉬든 입으로 숨을 쉬든, 어떤 방법을 써서라도 숨이 멈추는 수면무호흡증만 없어지면 환자들은 모든 치료와 시술에 감사한다. 물론 멈춤 없이 계속 숨이 이어지면, 혈중 산소포화도는 100%가 되고, 심장이 급하게 뛰지 않아도 된다. 심장이 편해진다. 수면무호흡증은 치료되었다고 볼 수 있겠다.

그러나 여기에서 내가 하고 싶은 말은, 수면무호흡증의 치료에서, 숨이 멈추는 증상만 해결되는 것이 전부가 아니라는 것이다. 정말 중요한 포인트는 코로 제대로 숨을 쉴 수 있어야 하는 것이다.

심장에 스텐트를 3개를 시술한 환자도, 검사상으로는 아무런 이상을 발견할 수 없었지만 항상 가슴 부위에 먹먹함을 느껴왔던 환자도, 20년이 넘도록 왼쪽으로 누워서 잘 수 없을 정도로 심장이 갑갑했던 환자도 모두 같았다. 어떤 검사나 치료보다도 코로만 숨 쉬는 일에 충실한 것이 심장을 편하게 만들어주었다.

코로만 숨 쉬는 일이 어려운가? 코로만 숨을 쉬어야 한다는 사실을 만나게 되기까지가 어려울 뿐이다. 여러분들은 지금 막, 이 사실을 만났다. 이 사실을 알고 코로만 숨을 쉬면 심장의 일을 덜어줄 수 있다.

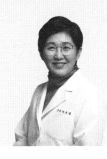

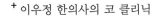
수술을 해도 불편했던 숨,
이유 없는 가슴 답답함이 사라졌다!

  55세의 남자 환자분의 이야기이다. 3년 전부터 생긴 후비루 증상 때문에 치료를 받으러 왔다. 코골이와 수면무호흡증이 심하다고 말을 듣기는 하지만, 잠자는 동안 벌어지는 일이라 본인은 코골이에 대해서는 특별히 할 말이 없다고 했다.

  그러나 나이가 들면서 코가 건조해지고, 입천장에서 콧물이 흘러내리고, 목구멍에 가래가 자꾸 꼈다. 자고 일어나도 뒷목 결림이 풀어지지 않았고, 입에서는 악취가 심해졌다. 밤에 벌어지는 일에는 나 몰라라 했지만, 당장 목구멍이 불편해지니 어떤 치료를 받아서라도 편해졌으면 좋겠다는 생각으로 찾아왔다고 했다.

  이 모든 증상은 한 가지 원인으로 인해서 발생하는 증상이다. 밤에 입을 벌리지 않고 코로만 숨을 잘 쉬면 발생하지 않는다. 이 모든 문제는 자신이 입으로 숨을 쉬고 있다는 것을 모르는 데서 시작한다.

"제발 코로만 숨을 쉬십시다."

나는 치료 첫날, 코로 숨 쉬는 것의 중요성에 대해서 설명을 해드리고 신신당부했다. 첫날 이후부터 밤새도록 입술에 테이프가 붙어 있을 정도로 코는 괜찮았다. 이런 경우 더 안타깝다.

"그 좋은 코를 두고 왜 입으로 숨을 쉬면서 사셨어요? 왜 입을 벌리고 숨을 쉬어서 목구멍을 건조하게 만들고 하루 종일 목이 칼칼하고 가래가 끼게 만드셨어요?"

대부분의 환자들이 처음에는 이 말을 알아듣지 못한다. 그러나 불과 1~2주가 지나는 동안, 생전 처음으로 코로만 숨을 쉬려고 노력한 것에 대한 보상을 받는다. 이 환자도 밤낮으로 입술을 벌리지 않고 코로만 숨을 쉬려고 노력하면서 열심히 치료를 받으면서 초진 시에 말해주지 않았던 증상들을 말해주었다.

5년 전에 협심증 증상으로, 심장에는 스텐트 3개, 뇌혈관에 스텐트가 1개 시술된 상태라고 했다. 그런데 시술을 받은 이후에도 항상 조심조심

천천히 걸어야 했고 조금만 빨리 걸으면 숨이 차고 심장이 답답해서 운동은 생각할 수도 없었다.

그런데 5번 정도 치료한 후, 항상 부담감이 있었던 심장 부위가 편해지고 있다고 했다. 두 달 동안 14번 치료를 받고 나서는 코도 편해졌지만 가장 크게 변화된 것은 심장이 너무나 많이 편해졌다고 했다. 지금 같으면 달리기를 해도 괜찮을 것 같은 기분이 들 정도라면서 말이다.

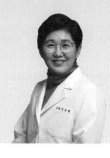

'갱년기 때문인가? 암일까?'
심장 답답함을 해소하신 할머니들

70세 할머니 환자분의 이야기이다. 이 분은 코 깊은 곳이 갑갑한 증상으로 많은 병원을 찾아다니셨다. 코뿐 아니라 20년 넘게 가슴이 갑갑한 증상으로 고생하셨다고 한다. 그래서 '암이 생겼나?' 유방암 검사를 하고, '심장이 나쁜가?' 심장에 관한 검사까지 주기적으로 해왔지만 아무 이상이 없다는 진단만 받으셨단다. 특별히 약을 써야 하는 상황도 아니라는 이야기만 들었다. '신경통인가? 담이 결렸나?' 하는 짐작만 하면서 여태까지 지내왔다고 했다.

그런데 코로만 숨을 쉬어야 한다는 이야기를 듣고 그렇게 하려고 애를 쓰면서는 자기도 모르는 사이에 심장 부분에 항상 먹구름처럼 답답하게 들어 있던 그 느낌이 감쪽같이 없어졌다고 하셨다.

이분도 처음에 불편한 증상을 이야기할 때, 심장에 관한 이야기는 한마디도 없었다. 그런데 어느 날 가슴 갑갑한 증상이 없어지니 너무너무 놀랍고 신기하다며 말을 해주셨다.

또 다른 72세의 할머니가 있다. 이분은 50세쯤, 갱년기 장애로 고생을 했었는데 갱년기를 지나면서 머리가 복잡해졌다고 한다. 잠을 푹 자본 지가 언제일지 모를 정도로 편치 않았고, 심장 때문에 몹시 고생을 해왔다고 했다. 심장에 관한 한 할 수 있는 모든 검사를 다 했지만 심장에는 아무 이상이 없다는 진단을 받았다.

밤에 잠을 자다가 왼쪽으로 돌아눕기만 하면, 심장 부분에 쥐가 내리는 듯 답답해지고, 가위에 눌리는 듯이 잠을 깬다고 했다. 그래서 아주 똑바로 누워서 자거나 오른쪽으로 눕는 것은 가능했지만, 왼쪽으로 누우면 잠을 편하게 잘 수가 없다고 했다. 이런 증상이 생긴 이후 날로 조금씩 심해지면서 목욕탕에 가면 숨이 답답해져서 대중탕을 가지 않았고, 따뜻한 물에 몸을 깊이 담글 수도 없었다고 했다.

그런데 코로만 숨 쉴 수 있게 되면서 심장 답답한 증상이 조금씩 없어졌다. 초진 후 4년이 지난 지금까지도 가끔씩 치료받으러 오시는데, 숨 길이 열리면서 깊은 잠을 잘 수 있게 되었고 밤에 잠을 자면서 자세에 따른 심장의 불편함은 없어졌다. 왼쪽으로 누워도 좋고 오른쪽으로 누워도 좋고 엎드려서 자도 좋을 정도로 말이다.

04

고혈압을
가져온다!

코골이 · 수면무호흡증이 고혈압을 만든다.

언제나 잴 때마다 변화하는 숫자가 혈압이라고는 하지만, 흥분 상태에서 혈압이 올랐다가도 안정을 취하면 1~2분 이내에 다시 정상 혈압으로 내리는 것이 정상적인 상태이다. 100m 달리기 후에도 숨을 고르면 다시 혈압이 금방 안정되는 것이 건강한 심장과 몸 상태가 된다.

그러나 편안한 상태에서도 산소요구량이 많아지는 어떤 이유가 지속된다면 이로 인해 혈압 숫자가 조금씩 오르게 될 것이다. 그런 이유 중의 하나가 수면무호흡증이다.

특히 밤에 자면서는 가장 안정적인 혈압 상태를 유지해야 한다. 그런데 잠자는 시간에 혈압이 더 올라가는 사람이 있다. 수면 중에 숨이 자주 멈추는 사람들이다. 코로 숨을 잘 쉬어서 온몸에 산소를 잘 공급을 해주어야 하는데, 수면무호흡증으로 숨을 멈추는 시간이 많아지면 심장에서는 부족한 산소 공급을 보충하기 위해서 혈압을 강력하게 높인다.

숨을 제대로 쉬지 못하는 코골이와 수면무호흡증이 심해지면, 뇌에서는 어떤 신호를 보내서라도 위급한 상황을 벗어나려고 노력한다. 잠자는 자세를 쉬지 않고 바꾼다. 계속 뒤척거린다. 그러는 가운데 심장은 엄청난 노력을 한다. 숨이 멈추는 순간, 혈압이 더 오른다. 그렇게 본인이 자각하지 못하는 사이에 평균 혈압이 조금씩 올라간다.

그렇다면 입으로 숨을 쉬든, 코로 숨을 쉬든 숨이 멈추는 호흡만 하지 않으면 문제가 해결될까? 실제로 고혈압인 코골이 · 수면무호흡증 환자가 양압기나 구강장치를 사용하게 되면, 수면 중 무호흡이 줄어든다. 피의 산소포화도가 정상으로 회복되면서, 혈압이 떨어지고, 낮 시간의 졸림 피로가 줄어드는 것은 이구동성으로 발표하는 내용이다.

그러나 이것이 코골이·수면무호흡증 치료의 전부가 아니다. 우리의 뇌는 정말 중요하고, 그 중요한 뇌를 보호하는 중요한 기능을 가진 기관이 코이다. 이런 코를 잘 사용하지 않는 것은 심장이 대신 일하도록 만들기 때문에 혈압을 높이는 중요한 원인이 될 수밖에 없다. 그래서 숨이 멈추어지지 않게 하는 치료 개념보다 더 중요하게 고려되어야 하는 부분은 코로 숨을 제대로 쉬게 하는 치료인 것이다.

나는 코골이를 치료하면서 고혈압이 코 질환이라고 생각하게 되었다. 밤새도록 머리를 맑아지게 하는 호흡을 한다면 심장에서 혈압을 높여 일을 할 이유가 줄어든다. 밤뿐만 아니라 낮에도 비강과 부비동 구석구석 공기가 통하는 호흡을 한다면 심장에서 혈압을 높여서 일을 할 이유가 더더욱 줄어든다.

혈압이 오르는 원인을 정확하게 말하기는 어렵다. 다양한 원인이 복합적으로 작용하여 혈압이 오르게 된다. 그 여러 가지 고혈압을 만드는 원인에 코로 제대로 숨을 쉬지 않는 것이 포함되어야 한다는 것이다.

나는 많은 코골이와 수면무호흡증 환자를 치료하면서, 매번 전동혈압계로 혈압을 잰 수치를 진료 차트에 적어 놓는다. 내원 시마다 혈압과 맥박수를 확인하면서 코골이와 수면무호흡증이 혈압과 심장에 미치는 영향을 간접적으로 확인하고 있다. 아무리 변화무쌍한 것이 혈압 수치일지라도 긍정적인 변화를 관찰할 수 있었던 것이 사실이다.

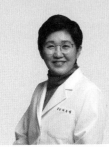

자는 동안에도 혈압이 오른다면, 잠을 제대로 못 잔다는 증거다

70세의 남자 환자분을 치료한 적이 있다. 알레르기성 비염이 심했고, 코가 막힌 지는 40년이 넘었다고 하셨다.

본인 말씀으로는 평생을 코가 막힌 채로 살고 있는 것 같다고 했다. 당연히 코골이가 심했고, 수면무호흡증까지 있었다.

초진 시 혈압은 156/97mmhg, 맥박 수는 100이었다. 혈압 약은 복용하지 않고 있었다.

무엇보다 코로 숨을 쉴 수 있도록 치료하는 데 중점을 두었다. 코막힘이 해결되면서 매번 측정하는 혈압이 조금씩 떨어졌다. 20번의 치료가 진행되는 동안까지도 100회 근처에서 변화가 없었던 맥박수도 30회 정도의 치료가 진행되면서 안정되기 시작하여 73회로 줄어들었다. 환자들을 치료하면서 혈압이 먼저 떨어지고, 그 다음에 심장박동수가 안정되는 것을 볼 수 있었다.

| 70세 남자 환자의 혈압과 맥박수 변화

날짜	혈압	맥박	비고
3/22	156/97	100	코막힘, 알레르기 비염으로 20년간 약 복용, 혈압 약은 복용 안 함
3/24	149/88	102	코막힘이 조금 덜한 만큼 혈압이 떨어지기 시작
3/31	136/78	99	코막힘 치료
4/5	138/75	106	코막힘 치료
4/14	141/81	96	코막힘을 치료하면서, 혈압이 조금씩 낮아짐
4/19	129/72	93	혈압은 낮아졌지만, 맥박은 여전히 빠름
4/21	145/88	88	감기로 다시 코막힘이 심해짐. 혈압 소폭 상승
4/26	137/81	94	감기가 나으면서, 혈압이 낮아짐
5/2	138/85	96	새벽에 콧물 재채기 심함
5/5	142/83	102	알레르기 증상이 조금 심해지고 혈압과 맥박수의 변화가 보임
5/9	133/86	100	다시 혈압 조금 낮아짐. 맥박은 여전히 빠름
5/12	138/81	100	맥박 수는 여전히 높음
5/16	131/82	100	혈압은 낮아지면서도 맥박 수는 여전
5/19	132/88	94	코막힘이 없어지면서 혈압이 더욱 낮아짐
5/23	136/88	101	치료 2개월 경과, 혈압이 편해짐
5/30	135/79	90	코막힘이 거의 없어지면서, 혈압과 맥박수의 안정이 보임
6/2	129/77	92	높았던 혈압이 낮아지고, 맥박수도 편해짐
6/9	126/76	84	혈압과 맥박수도 낮아짐
6/23	136/84	73	치료 3개월 경과. 혈압이 떨어지고 맥박수의 변화가 보임

이번에는 43세의 남자 환자분의 경우이다. 코골이가 심해진 지는 10년이 넘었고, 수면무호흡증이 조금씩 심해지면서 1년 전부터는 혈압이 오르기 시작했단다.

150/100mmhg까지 오를 정도라 6개월 전부터는 혈압 약을 먹기 시작했고, 양압기를 처방받아 사용했다고 한다. 혈압 약을 먹으면서 130~120/90~80 정도로 혈압을 관리하고 있었다.

'아직은 젊은데, 평생을 양압기를 사용해야 한다는 것이 우울하다. 어떻게 벗어날 수 없을까?' 하는 기대감으로 나를 찾아왔다고 했다.

입을 벌리고 자면서 목을 많이 골았기에 자려고 누우면 목구멍이 막히는 느낌까지 있었다. 그런데도 그저 코를 많이 골아서 그렇겠거니 하고 받아들이고 있었다. 치료가 가능할 것이라고는 생각해본 적도 없었다고 한다.

가장 먼저 입이 벌어지지 않도록 코숨테이프를 붙이고 잘 것을 지도했다. 양압기는 계속 사용하면서 코골이 침 치료를 받았다. 그렇게 불과 두 달간의 6번 정도의 치료로 코로 숨 쉬는 것이 더욱 시원해졌다.

혈압약을 먹지 않았는데도 혈압이 120/80mmhg로 그냥 툭 떨어졌다. 환자의 말에 의하면 양압기를 사용하면서는 사용 전보다 호전된 증상이 많았지만, 혈압 약은 계속 복용해야 했었단다. 양압기의 사용이 수면의 질을 좋게 해주기는 하지만, 무엇보다 밤이나 낮이나 코의 모든 숨길을 찾아주는 코골이 치료는 아니었던 것이다.

05

당뇨병을
유발한다!

코골이 · 수면무호흡증이 당뇨병을 만든다.

나는 임상 현장에서 당뇨병을 갖고 있는 많은 코골이 환자들을 치료하고 있다. 놀라운 것은 코골이를 치료하면서 환자의 머리가 맑아지는 만큼, 거의 예외 없이 환자들의 혈당 수치가 떨어진다는 점이다. 그러면서 '당뇨병도 진짜 코 질환이었나?' 하고 호들갑을 떨기도 했다.

코골이 치료로 당뇨병을 다 고치는 것처럼 말하려는 것이 아니다. 코골이 치료 하나만으로 혈당 수치를 정상으로 만들기는 어렵다. 당뇨병을 관리하는 방법은 많다. 혈당을 관리하기 위한 규칙적이고 적절한 식사가 기본이다. 규칙적이고 꾸준한 운동은 물론, 혈당 수치를 조절하는 약물 복용도 필요할 것이다. 다만 나는 당뇨병을 관리하는 방법 중 하나가 코골이 치료라고 말하고 싶다. 코골이가 없거나 코골이를 치료하지 않더라도, 입이 벌어지지 않게 하고 밤이나 낮이나 코로만 숨을 쉬려고 하는 작은 노력만으로도 혈당이 조금은 더 잘 조절될 수 있다는 것이다.

코로만 숨을 쉬는 일, 비강 구석구석 깊은 숨을 쉬는 일은 머리를 맑아지게 하는 호흡이 된다. 우리의 뇌는 혈중의 20~30%의 포도당을 사용하고 있다. 머리가 맑지 않으면 혈중의 혈당 수치를 높여서 뇌의 필요를 충족시키려는 노력이 진행된다. 머리가 맑아지는 제대로 된 호흡을 하는 것은 당뇨병 환자의 건강을 지키는 기본적인 조건이 된다.

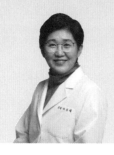

모범 당뇨 환자,
이제 약을 안 먹어도 건강합니다

65세의 남자 환자분이다. 이 분은 젊어서부터 코골이가 심했단다.

그렇지만 자신은 조금만 고쳐져도 좋으니, 아드님만 잘 치료해주면 된다고 말하시곤 했다. 아들을 치료받게 하려고 일부러 보령에서 올라오셨고, 아들은 대전에서 올라왔다. 부자(父子)가 일주일에 한 번씩 한의원에서 상봉을 하면서 서로의 안부를 확인했다.

나는 코를 골더라도 밤에 입을 벌리고 자서는 안 되고, 낮에도 입술이 벌어지지 않게 해서 입으로 숨을 쉬면 안 된다고 말씀드렸다. 이분은 정확하게 코로만 숨을 쉬려고 노력하고 애를 쓰셨고, 그만큼 정말 많은 증상들이 없어지게 되었다. 달라진 점을 세 가지로 정리해주셨다.

첫째, 비행기 탈 때나 기차를 타고 오면서 터널을 지날 때 귀가 많이 멍멍했었는데 그 증상이 싹 없어졌다고 하셨다. 그리고 귀에서 가끔 들리던 이명도 정말 많이 없어졌다고 했다.

둘째, 항상 머리가 무겁고 개운함이 없었는데, 머리가 굉장히 맑아지고 피로가 없어졌다고 했다.

셋째, 밥을 안 먹어도 될 정도로 당뇨병이 좋아졌다고 하는 것이다.

오래 전부터 당뇨병이 있었는데 병원에 다니면서 열심히 관리를 하는 모범 당뇨 환자란다. 운동도 꾸준히 하고 식사요법도 잘 지키면서 그동안 먹어오던 당뇨약을 거의 끊을 정도로 잘 관리해오고 있었단다. 그런데 아주 어렸을 때부터 배만 고프면 팔다리에 힘이 빠지고 손발이 떨려서 자다가도 배가 고프면 일어나서 뭔가를 먹지 않으면 안 될 정도였다고 했다. 부부싸움을 하면서도 밥을 먹으면서 싸워야 했다고 하니 얼마나 심했는지 알 만하다.

그런데 치료 후, 혈당이 안정된 것은 물론이요 밥 먹는 시간을 조금만 놓치면 온몸의 힘이 쭉 빠지던 증상이 없어졌다는 것이다. 7 정도였던 당화혈색소도 처음으로 5.8 정도의 정상에 가까운 수치가 되었단다. 그동안 나름대로 꾸준히 관리를 열심히 해왔어도 건강해진다는 느낌은 없었는데, 코골이 치료를 받고 나서는 몸이 정상으로 돌아온 것 같은 느낌을 받는다고 했다. 당뇨 약을 끊은 상태에서 5.8이었던 당화혈색소를 1년이 지난 지금까지도 좋은 수치로 유지하고 있다. 이 분은 수면무호흡증 자체는 그렇게 심하지 않았다. 입을 벌리고 목을 골아대는 목골이가 심했던 환자다. 목구멍이 칼칼하고 건조해졌고, 이관까지 상해서 귀가 멍멍한 증상까지 나타났다. 그렇지만 코로만 숨을 쉬게 되면서는 그동안 잃고 있었던 많은 몸의 기능들이 되살아나게 된 것이다. 조금만 허기가 생겨도 몸의 힘이 빠지는 이런 증상은 뇌하수체 호르몬 기능과 관련이 있다고 생각한다. 코의 기능을 살리는 치료로 하비도, 중비도, 상비도의 숨길로 호흡이 이루어지고 특히 뇌하수체를 싸고 있는 접형동까지 호흡의 흐름이 이어졌다. 이를 통해 뇌하수체에서 분비되는 호르몬 분비가 원활해진다. 코의 기능이 살아나면서 뇌와 몸의 모든 섬세한 기능이 제대로 박자가 맞아 들어가게 된 것이다.

16세 아들을 둔 43세의 엄마가 치료를 받으러 온 적이 있다. 이 분은 순수하게 당뇨병을 치료하고자 코골이 치료를 시작했다. 임신 중에 당뇨병이 시작된 이후로 거의 18년 동안 당뇨 약을 복용해오고 있었고, 당화혈색소는 7 정도로 유지되고 있었다.

일주일에 한 번씩 두 달 정도 코골이 치료를 했다. 평상시의 일에서 아무엇도 더 한 것이 없다. 복용하던 당뇨 약은 계속 먹고 있었고, 운동을 더한 것도 없었고, 하던 일을 줄인 것도 없었다. 코로만 숨을 쉬게 하는 코골이 치료를 했을 뿐인데, 코골이 소리가 줄어드는 것만큼 머리가 맑아졌다. 그리고 피곤이 줄기 시작했다. 항상 7 정도로 유지되던 당화혈색소가 16년 만에 처음으로 5.8로 떨어졌다. 140~190으로 유지되어오던 혈당이 100~140 정도로 떨어졌다.

06

자가면역 질환(쇼그렌증후군)을
일으킨다!

코골이·수면무호흡증이 쇼그렌증후군을 만든다.

'쇼그렌증후군'이란 명칭은 1933년, 처음으로 이 질환을 보고한 스웨덴 안과의사 쇼그렌의 이름에서 유래되었다. 눈과 입이 마르는 증상과 류마티스 관절염이 동반되어 나타나는 경우가 있다. 이는 만성 자가면역 질환으로 40대 이상의 중년 여성에서 상대적으로 높게 발생하는 질병 통계를 갖고 있다. 쇼그렌증후군은 인체 밖으로 액체를 분비하는 외분비샘에 림프구가 침범하여 침과 눈물 분비가 감소되고 구강건조 및 안구건조 증상이 특징적으로 나타나는 질환으로 설명한다.

분비선 조직이 건조해져서 분비물을 내지 못하게 되면 불편함이 한둘이 아니다. 볼 점막이 건조해지기 때문에 음식을 삼키는 것이 힘들고, 말을 오래 할 수 없으며, 입 안이 타는 듯한 작열감이 들고, 충치가 잘 생긴다. 침샘으로부터 침이 잘 나오지 않거나 아주 찐득한 침이 나올 수 있다. 호흡기의 점액 분비가 감소하여 코, 인후, 기도가 건조해진다. 분비선의 소화액 분비가 중요한 위장의 소화액의 분비량이 감소하여 위염 등의 문제를 일으킬 수 있다. 생식기의 분비량 감소로 성교 시의 통증과 피부건조증이 생길 수 있다. 관절통과 근육통 등의 증상도 나타나기도 한다.

병원에서는 인공 눈물, 인공 타액, 질 윤활제 등과 같은 대치물을 사용하여 환자가 느끼는 불편함을 줄이려고 노력한다. 그 외에 피부, 폐, 신장의 병적인 증상에는 스테로이드와 항류마티스약제를 이용하여 치료하기도 한다.

특히 쇼그렌증후군의 증상에는 심각한 안구건조증이 있다. 각막과 결막을 덮는 상피세포가 파괴되어 건조각결막염이 발생한다. 환자는 눈꺼풀 아래가 까칠까칠하다고 호소하고, 작열감이 들며 끈끈한 가닥 같은 것이 눈 안쪽에 고이기도 한다. 눈물 감소, 충혈, 가려움증, 안구 피로감, 광감수성 증가(눈부심)을 호소하게 된다.

유전적인 이유, 감염에 대한 이상 면역반응, 자율신경계 장애, 호르몬 이상 등을 발병 원인으로 생각하고 있지만 명확한 원인은 아직 밝혀지지 않았다. 그리고 특별한 예방법도 알려져 있지 않았다.

쇼그렌증후군의 증상들은 코로 제대로 숨을 쉬지 않고, 입으로 숨을 많이 쉬어서 나타나게 되는 증상과 정말 많이 닮았다. 코를 치료하는 나는 비강과 부비동의 기능을 제대로 발휘할 수 없는 호흡으로 더욱 심해지는 증상으로 파악하고 있다.

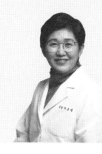

안구건조증은 물론
호르몬 분비까지 해결하다

50세의 여자 환자가 10년 전부터 쇼그렌증후군으로 고생하고 있다며, 나에게 치료를 한 번 받아보겠다고 용기를 냈다. 중학교 다니는 딸의 축농증을 치료를 위하여 일주일에 한 번씩 의정부에서 서울까지 딸을 데리고 내원하던 중이었다. 그러다가 본인도 한 번 치료를 받아보면 좋겠다며, 안구건조증이라도 치료될 수 있는지를 물었다.

이분은 쇼그렌 병으로 진단 받고 관리해오고 있으나, 특별히 별다른 치료와 처방이 없었다고 한다. 안구건조증이 몹시 심했고, 입안에 침이 바싹 말라서 말을 하기도 어려워했다. 혀도 화끈거리면서 따갑다고 했다. 자면서도 입이 말라 물을 먹어야 할 정도여서 오줌도 자주 마렵게 되어 밤마다 5~6번은 일어나야 했다. 질 건조증뿐만 아니라 5년 전부터는 오줌 눌 때마다 배뇨통이 심했는데, 검사를 해보니 요도관이 건조해서 생기는 통증이라고 했다. 자면서 수면 중 이갈이가 있고, 낮에는 피로가 심해서 하품이 잦았다. 본인은 코골이가 있다고 했지만, 내가 판단하기로는 입을 벌리고 자는 목골이 환자였다.

이 환자의 불편한 증상을 한번 다시 살펴보자. 여태까지 누누이 말해왔던 입으로 숨을 쉬게 되면 나타날 수밖에 없는 증상이다. 내가 이 환자에게 특별히 더 강조하면서, 입술이 1mm만 벌어져 있어도 코는 제 기능을 발휘할 수 없는 것이라고 말해주었다.

환자의 비강 점막은 몹시 건조해서 조금만 찬바람이 들어가도 코가 시리고 따가울 정도였다. 그런데 코로만 숨을 쉬려고 하니, 코로만 쉬는 숨에 시린 바람이 머리 속까지 느껴진다고 할 정도로 비강 점막이 상해 있었다. 시린 바람이 머리까지 느껴진다고 했다. 그럼에도 불구하고 첫 치료 후 일주일 만에 다시 내원해서 하는 말이 놀라웠다.

"입으로 숨을 쉬지 않고 코로만 숨을 쉬려고 노력했더니, 훨씬 더 깊이 잠을 잤어요. 밤마다 5번씩 오줌 누러 일어나던 것이 2번으로 줄었고, 오줌 눌 때마다 아픈 것도 깜짝 놀랄 정도로 없어졌어요."

그 후 불과 서너 번의 치료로, 10년 넘게 고생해온 안구건조증이 호전되기 시작했고, 입안에 침이 돌기 시작했다. 그리고 10번 정도를 진행하자 안구건조증을 거의 느끼지 못할 정도로 호전되었다. 더구나 몸 전체의 건조한 증상이 조금은 더 좋아지고 있다고 했다.

나는 이 환자분의 임상이 시사하는 바가 중요하다고 생각한다. 4쌍의 부비동 중에 뇌하수체를 감싸고 있는 접형동으로 공기가 잘 통하게 되면서, 뇌하수체에서 호르몬 분비가 원활해지며 요농축 호르몬뿐 아니라 몸 전체의 내분비 기능이 좋아지게 된 것으로 보인다. 또한 머리 전체의 열이 식으면서, 온몸이 건조한 증상으로부터 조금씩 회복되는 양상을 보이고 있다.

원인을 알 수 없고, 특별한 치료법과 예방법이 애매한 질병인 쇼그렌병의 치료와 관리에도 코로만 숨을 잘 쉬는 것이 중요하다는 사실을 알게 해준 환자의 임상을 공유하게 된 것을 감사히 여긴다.

쇼그렌증후군의 안구건조증의 이유는 눈의 열 때문이다!

안구건조증은 눈에서 눈물이 마르는 증상이다. 안구건조증이 생기는 1차적인 원인은 눈에서 발생하는 열 때문이다. 눈에서 발생하는 열을 식혀주는 기능을 하는 것이 혈액의 순환이고, 다음으로 비강과 부비동이다. 이런 기능이 제대로 이루어지지 않을 때, 눈물샘에서 눈물 분비량이 줄게 되는 결과가 생기기도 한다.

눈물 분비가 줄어드는 것은 결과이고, 눈동자에서 발생하는 열이 식지 않는 것이 무엇보다 중요한 원인이다.

컴퓨터로 비교하여 설명하면, 우리 몸에서 정보처리의 양이 많아서 열 발생량이 가장 많은 부분이 눈동자의 망막이다. 눈동자의 망막이 몸 전체에서 가장 뜨거운 부분이다. 조금만 피곤하면 눈이 충혈되어 붉어질 정도이다. 눈 주위의 혈관을 통하는 혈액의 순환으로 눈의 열을 식힌다.

또한 눈을 둘러싼 비강과 부비동으로 통하는 공기순환이 공랭식 열교환 장치로서의 기능을 해주므로 눈에서 발생하는 열을 식힌다.

다시 강조하지만 코는 눈에서 발생하는 열을 식히는 장치이다. 코를 잘 사용하지 않으면, 눈의 망막의 열이 눈물샘을 마르게 하는 사태를 초래한다. 그러므로 안구건조증은 코를 잘 사용하면 호전되는 증상일 수밖에 없는 것이다.

07

공황장애를
유발한다!

코골이 · 수면무호흡증은 공황장애를 만든다.

공황이란 생명에 위협을 느낄 정도의 상황에서 오는 갑작스러운 공포
감을 말한다. 길을 가다가 위협적인 상황을 당하면 누구나 심장이 급격
하게 두근거리고 불안한 마음이 들어 어쩔 줄 몰라 할 것이다. 실제로 생
명에 위협을 받는 상황이라면 공황은 누구에게나 나타날 수 있다.

하지만 공황발작은 신체의 경보 체계가 오작동을 일으키는 것이다. 특
별히 위협을 느낄 만한 상황이 아닌데도 불구하고 반응을 일으키는 병적

인 증상이다. 이런 경험을 시도 때도 없이 하게 된다면 일상적인 생활을 제대로 이어가기 어려워질 수밖에 없다.

　현재 공황발작은 정신과 질환으로 분류하고 있으며, 정신분석가들은 개인이 받아들이기 힘든 생각이나 소망, 충동들이 억압된 채 의식되지 못하고 있다가 어느 순간 의식 속으로 터져 나오려 할 때 나타나는 것이라고 설명하기도 한다. 그러나 나는 코골이·수면무호흡증으로 고생하는 많은 환자들을 만나면서, 공황장애는 수면무호흡증으로 시작되는 증상이라고 확신을 가져도 좋을 정도의 임상 결과를 갖게 되었다.

　공황장애 환자들은 인체의 사소한 변화에도 민감한 반응을 보인다. 심장 박동이 빨라지거나 가슴이 답답한 증상이 조금이라도 생기면 심장마비로 죽을지도 모른다는 공포에 시달리게 된다는 이야기가 많았다. 이런 증상은 수면무호흡증이 지속되었을 때 나타나는 증상과 공통점이 많다. 공황장애를 진단받은 수면무호흡증 환자를 치료하면, 수면무호흡증이 호전되면서 동시에 공황장애 증상도 같이 호전되는 경우가 많았다.

　코로 숨이 제대로 쉬어지지 않으면 여러 가지 증상이 생길 수 있는데,

공황장애 환자들의 증상도 같은 맥락으로 해석해본다. 실제로는 코막힘이 심하지 않거나 코막힘이 없다고 하더라도 하비도와 중비도의 숨길뿐 아니라 상비도 깊숙이까지 숨이 드나들 수 있도록 치료를 하면, 머리가 개운해진다. 심장이 편해진다고 한다. 마음이 편해지는 것이다. 코로 숨 쉬는 것이 불량하면 심장과 뇌가 피곤해진다. 심장은 과로를 하게 되고, 뇌는 제대로 휴식을 취하지 못한다.

깊은 숨은 뇌파의 안정을 가져다준다. 불안한 마음이 없어진다.

코를 치료했을 뿐인데 잠을 푹 자게 되었다고 말하고, 꿈을 더 이상 꾸지 않게 되었다고 한다. 그러니 이것이 코 때문이라고 하지 않을 수 없다. 코와 심장은 불가분의 관계이다. 코와 뇌는 불가분의 관계이다. 코와 마음은 불가분의 관계이다.

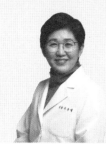

코로 숨을 쉬었더니
불안함이 없어졌습니다

66세의 여자 환자분은 3년 전에 공황장애 진단을 받았다. 진단을 받기 전까지는 심장과 혈압의 문제라고 생각했으나, 1년 정도의 정신의학과 치료로 괜찮아지면서 정신적인 문제라고 확신하게 되었다. 잘 지냈는데, 집안에 걱정거리가 생기면서 다시 공황장애 증상이 나타났다. 내원 당시 8개월째 공황장애 약을 복용 중이었다. 약을 먹으면 일단 많이 졸리고, 몸이 많이 늘어지며 심장이 떨리는 증상도 계속 남아 있다고 한다.

코숨한의원을 찾은 이유는 8개월째 멈추지 않는 잔기침 때문이었고, 공황장애가 좋아질거라고는 꿈에도 생각해본 적이 없다고 하시며, 치료를 한 번 받았을 때부터 밤에 심장 떨리던 것이 확실히 덜해졌고, 일부러 깊은 숨을 쉬지 않아도 저절로 숨이 내려가는 느낌을 받는다고 말하는 것이었다.

불과 10여 회의 치료 후에 이분의 공황장애는 환자 본인이 완전히 없어졌다고 말할 정도로 치료되었다. 항상 불안할 때마다 혈압을 재보는 습관이 있었는데, 혈압 재는 일이 없어졌다고 하면서 숨이 깊이 잘 쉬어지니, 불안한 마음이 없어졌다고 했다.

또 다른 66세 환자분 이야기다. 이분은 코가 조금이라도 답답해지면 갑자기 숨이 멈추는 듯한 공포에 시달려 불안이 컸다. 코로 숨을 제대로 쉴 수 없는 이유는 하비도, 중비도, 상비도의 숨길이 모두 열려 있지 않아서였다.

"갑자기 콧속과 목도 답답하고 코로도 입으로도 숨이 안 쉬어져서 심장이 팔딱팔딱 뜁니다. 1~2분 정도 그러다가 입으로 깊은 숨을 쉬면서 겨우 진정을 하게 돼요. 방 안에 있을 때는 뛰쳐나가서 찬 공기를 들이마시지 않으면 안 될 정도로 세상이 답답해졌습니다. 차라리 진짜 죽겠다 싶을 정도로 공포스럽고 숨이 안 쉬어져 힘든 증상이 가끔씩 있었습니다. 그때부터는 공기가 안 좋은 곳에 가는 것이 너무 무서워졌죠. 이비인후과에 가서 약을 받아 먹었는데, 코가 조금만 막힐 것 같아도 그 약을 먹었습니다. 여기에서 치료받기 전에는 그런 발작에 대한 두려움 때문에 아침, 점심, 저녁으로 하루에 3번씩 먹었습니다. 여기에서 한번 치료받았는데, 하루 3번 먹던 약을 안 먹어도 너무 편했어요. 불안한 마음이 사라졌어요. '나도 이제 괜찮을 거야. 이만 하면 살 수 있겠는데.' 이런 생각이 들었습니다."

코가 막혀 머리가 멍하고 목에 가래도 끼고, 그러니 숨을 못 쉬어서 불안 증세가 나타났던 것들이 없어졌다고 한다. 이 환자는 돌출된 입 때문에 치아교정과 양악 수술까지 했는데 입이 잘 다물어지지 않았다고 한다. 그런데 코숨테이프를 붙이고 자면서 입이 더 잘 다물어졌고, 치료를 끝낸 후에는 내게 이렇게 말했다.

"걱정스럽고 염려되고 불안한 느낌이 없어져서 살 길을 찾았다 싶었습니다. 고맙습니다, 원장님."

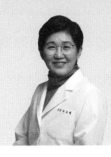

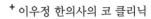

제대로 숨 쉬어야
정신력이 강해진다

56세의 남자 환자분의 이야기이다. 후비루와 입천장 이물감이 심했고 편두통이 잦았으며 왼쪽 이관이 막혀 있었다. 고혈압 약도 복용 중이었다. 그러나 이분의 주된 증상은 코골이와 코막힘으로 죽을 것 같은 공포가 생기는 공황장애였다.

공황장애는 10년 전에 시작되었단다. 광고 일을 하시는 분이었는데 어느 날, 어두운 장소에서 몸을 묶고 광고촬영을 하다가 갑자기 두려워지면서 공포가 엄습했다고 한다. 바로 대학병원에 달려갔고, 공황장애로 진단을 받았다. 약을 먹으며 꾸준한 정신과 상담을 받는 등 10년 동안 극복하려고 노력하고 있었다.

똑같은 일을 반복하면 극복할 수 있다고 해서 정신력으로 버텨도 보고, 굉장히 심한 상황이 아니면 최대한 약을 먹지 않았다. 공황장애가 생기고 한 2년 정도 뒤부터는, 저녁에 집에 와서 긴장이 풀어지면서 물속에 빠지는 등 꿈을 꿔서 자다가 중간에 깨는 일이 잦아졌단다.

2년 정도 그렇게 고생을 하다가 코골이와 수면무호흡증이 심하다는 진단을 받아, 5년 전 목젖 성형술과 편도선 절제술을 받았다. 그 후 1년 정도는 수면무호흡 증상이 없어져서 날아갈 듯이 행복했지만, 코골이는 그때부터 조금씩 소리가 커져 오고 있었다. 그래도 코가 문제라고 생각한 적은 없었다. 그런데 3개월 전, 감기로 코막힘이 있는 상태에서 비행기를 탔다가 다시 죽을 것 같은 공포가 몰아쳤다. 극심한 공황장애가 나타난 것이다. 그 후로 2개월 동안 매일을 미친 듯이 비염 약, 정신과 약, 한약을 퍼먹었다. 그런데도 답답하고 불안한 증상이 없어지지 않아 정말로 죽을 것 같다고 호소했다.

일단 몇 번의 치료를 진행하자, 밤새도록 입술에 테이프를 붙이고 잘수 있을 정도까지는 코막힘이 해결되었다. 후비루와 입천장 이물감도 거의 없어졌다. 무엇보다 극심한 공포감과 불안감이 줄었다. 그동안의 어떤 치료보다 빠른 속도로 공포감을 해결할 수 있었던 것이다.

사실 이런 많은 증상들이 없어지려면, 단순한 코막힘만 해결되는 수준이 아니라, 비강 안의 모든 숨길이 살아나도록 하는 치료가 필요하다. 나는 처음에 공황장애가 발병한 이유도 비강과 부비동의 숨길 어딘가가 막혀 있었기 때문이라고 본다. 처음 발병한 공황장애보다 훨씬 더 심해진 공포감을 벗어나도록 도움을 준 치료가 다음 아닌 '비강과 부비동의 모든 숨길을 살리는 치료'이기 때문이다.

이 환자분은 공황장애로 10년간 고통을 받으면서도 자신이 코로 제대로 숨 쉬지 않고 있다는 것을 몰랐다. 목을 골고 수면무호흡증까지 나타나도 알 수 없었다. 수면무호흡증이 몹시 심해지는데도 이것을 치료하려면 비강 구석구석 숨길을 열어주어야 한다는 사실을 알지 못했다. 증상을 없애기만 할 뿐인 기도 확장 수술만 받았다.

목젖 절제술 바로 직후에는 바람이 시원하게 잘 들어가는 것처럼 좋았다. 그러나 딱 거기까지였다. 그러나 시간이 지나면서 노래를 부를 때 바이브레이션이 어려워지고 발성이 한 옥타브 낮아졌다. 드디어 목구멍이 아니라 콧구멍이 막히는 느낌이 심해지기 시작했다.

처음에 수술받은 치료법은 목의 공간을 확보하는 치료이지, 코를 시원하게 만드는 치료는 아니다. 코로 숨을 쉬게 만들어주는 치료와는 개념 자체가 다르다.

우리는 코가 막히면서 공황장애가 생겼다는 사실을 통해 아주 중요한 사실을 알아야 한다. 코는 머리를 맑게 하고 정신력을 강하게 해주는 기능이 있다. 코의 기능은 정신과 약보다 훨씬 효과가 뛰어나고, 부작용이 없다. 그렇기 때문에 코로 숨을 잘 쉴 수 있게 하는 치료는 코골이와 수면무호흡증에도 매우 중요할 뿐만 아니라, 동시에 공황장애를 치료할 수 있는 방법이다.

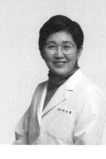

깜박깜박 기억을 못하는
단기기억상실증도 수면무호흡 때문이다

64세 여자 환자분이 심각한 수면무호흡증으로 찾아왔다. 50세쯤에는 단기기억상실증에 걸린 적이 있었다고 한다. 사람이 앞에 서 있는데, 그 사람이 왜 내 앞에 서 있는지 기억이 전혀 나지 않고, 사무실에서 직원에게 지시한 내용이 전혀 생각나지 않았다고 했다.

한두 달 사이에 깜박깜박 기억을 하지 못하는 순간들이 반복되니 겁이 나 병원에 갔더니 단기기억상실증이라는 진단이 나왔단다. 뇌에 산소 공급이 안 되어 나타나는 증상으로 신경과에 가서 수면다원검사를 받게 되었고, 중증 수면무호흡증 진단도 받았다고 했다. 자면서 왼쪽 다리를 떨고, 발목을 까딱까딱 하고 다리를 올렸다 내렸다 하면서 일어나 앉기까지 하는 모습을 보이는 하지불안장애도 심각하다는 것을 알게 되었단다.

당시에는 수술을 해도 수면무호흡증 치료가 어려울 것이라고 해서 양압기를 사용하게 되었다. 밤에 자다가 7~8번씩 깨니 양압기를 사용하려고 시도해보았으나 적응에 실패했다. 구강내장치도 마찬가지였다. 그러다가 6년 전부터는 정말 죽겠다 싶어서 억지로 구강장치를 사용하기 시작했는데, 그래도 잠을 잘 자기는 어렵다고 했다. 자도 자도 24시간 피곤에서 벗어난 적이 없을 정도였단다. 잠을 못 자니 주변 사람들은 물론 남편이나 딸에게까지 예민해져서 폭군처럼 굴 정도였고, 누가 자신의 얘기에 토를 달면 속사포로 공격을 했다.

최근에는 점점 더 수면의 질이 떨어졌다고 한다. 이대로 살 수가 없겠다 싶어 수면센터에 가서 다시 상담을 했더니 이번에는 기도 확장 수술이 가능하다고 했단다. 그래서 수술을 받기로 했는데, 수술 날짜가 가까워 올수록 두려워져서 코숨한의원을 찾게 된 것이다.

첫 치료에서 본인이 코막힘이 심한 축농증 환자인 것을 알게 되었다. 양압기와 구강장치 적응에 실패하는 가장 큰 이유는 코막힘인데, 그것을 모르고 지낸 것이다.

"저녁에 잠만 자면 코가 항상 막혀 있었어요. 그전에도 알레르기 비염이 있긴 했어요. 축농증 진단받고 치료를 해서 낮에는 괜찮아졌는데 밤만 되면 코가 막히더라고요."

이런 증상이 있었는데도 코막힘을 해결해야 한다고는 생각지 못했고, 더구나 수면무호흡증을 별개로 여기고 있었던 것이다. 밤의 코막힘과 수면무호흡증을 별개로 생각하는 것은 큰 문제다.

이 환자분은 하비도를 좁게 타고 난 비강 구조를 갖고 있었다. 그러나 치료가 진행되면서 코로 숨을 잘 쉬게 되었다. 코막힘이 줄어들면서 환자가 호소했던 많은 증상들이 조금씩 옅어지기 시작했다.

다리에 이불이 칭칭 감길 정도로 다리를 많이 움직였었는데, 치료를 받고 나서 잠자리가 편했던 날은 이불이 말려 있지 않다고 했다. 하지불안 증상이 편해진 것이다. 뇌에 산소 공급이 안 되어 단기기억상실증까지 생길 정도의 수면무호흡증이 해결되면서 머리가 맑아졌고, 피로가 줄어든 것은 말할 것도 없다.

하지불안증후군 : 코골이와 다리 쥐내림

"코골이가 심하다고 치료하시러 오셨어요. 코골이는 언제부터 생겼나요?"

"오래된 것 같아요. 30년 전 쯤 친정에 가서 언니네 가족들하고 다 함께 잠을 자는데 자꾸 깨우는 거예요. 그때 코를 심하게 곤다는 사실을 처음 알게 되었어요. 10년 전에 다른 가족들하고 콘도에 놀러 갔어요. 모인 사람들이 다 들어갈 정도로 큰 방에서 함께 잠을 잤는데, 거기 있는 사람들이 '누가 저녁에 코를 골았냐, 그 사람 때문에 잠을 못잤다'고 했어요. 그게 나였어요. 집 기둥 뿌리가 흔들릴 정도로 계속 코를 골았는데, 집에서는 그렇다고 해도, 놀러가서 피곤하니까 더 심했던 거예요. 한번은 광양에 여러 사람들하고 놀러 갔는데, 남자들끼리 여자들끼리 잠을 자는데 새벽 2시쯤 전화가 왔어요. 잠을 깨서 전화를 조심히 받고 나서 또 누가 나 때문에 방해를 받고 잠을 못 자는 사람이 있나 봤더니 아주 조용한 거예요. 조용해서 보니까 아무도 옆에 없었어요. 다 도망가고 없었던 거예요. 여자들이 주방에 가서 잤는데, 저 때문에 잠을 못잤다고 얘기를 하더라구요."

"그러고 나서 코골이 치료는요?"

"이비인후과를 갔어요. 목젖이 늘어져서 남들 목구멍의 3분의 1밖에 안 된다고 하시며, 목젖을 줄여야 하고 편도선도 절제를 해야 한다는 처방을 받았습니다. 그런데 그 수술을 해도 완전히 낫는다는 장담은 못하고, 또 재발할 수도 있다는 말씀을 들어서 수술을 하지 않았습니다. 수술을 할 때 살 태우는 냄새가 너무 심해서 비위가 상할 것이라는 이야기도 있어서 겁이 나서 치료를 못 했네요. 급하면 가는데 수술도 싫고 필요한 조직들이 없어질 거라는 생각에 수술은 안 하고 그냥 살았습니다."

"자다가 다리 쥐 내리는 증상은 있으신가요?"

"다리에 쥐 내리는 건 많죠. 30년 전에 임신을 했을 때 기지개를 피는데 다리에 쥐가 내리더라구요. 그 뒤로가 쥐가 심하게 내리는데 일주일에 한 번은 쥐가 내렸어요. 며칠 연속적으로 내릴 때도 있고요. 15년 전쯤에 누가 파스를 붙이고 자면 덜하다고 해서 그렇게 했더니 좀 덜 했어요. 발바닥에 파스를 붙이면 쥐가 덜 내린다 해서 파스를 매일 붙이고 잤어요. 힘들고 피곤한 날이나, 비가 내릴 것 같은 날에는 특히 쥐가 잘 내리니까 그런 날은 꼭 파스 붙이고 잤죠. 쥐가 내리면 그 고통이 심하니까 항상 머리맡에 무통사혈침을 놓고 잠을 자고 있습니다. 여행 다닐 때도 항상 그걸 들고 나가요. 다리에 쥐가 내릴 때 엄지발가락 꺾는 정도로는 안 풀어지고 그 무통사혈침으로 다리 전체를 종아리부터 다리 전체 왔다 갔다 하면서 찔러야 겨우 경련이 풀어지는 거죠. 다리가 부러질 정도로 주물러야 겨우 진정이 되는데, 무통사혈침으로 200~300번은 찔러야 하죠.”

“작년에는 몇 번 정도 그러셨는데요?”

“서서 일을 많이 하고 다리가 피곤한 날은 그날 밤에 무조건 쥐가 내려요. 발바닥에 파스를 붙이고 자도 작년에는 한 6번은 그런 식으로 고생했습니다. 한두 달에 한 번씩은 다리에 그렇게 쥐가 내려서 난리를 떨었습니다. 양쪽다리 다 쥐가 내려요. 그러면 발목이 경련으로 흔들거리고 그래요. 종아리 근육이 굳으면 주무르는 것으로는 근육의 긴장이 풀어질 수 없을 정도로 딱딱하게 굳어요.

어쨌든 일주일 전에 입 다물고 자라는 이야기를 듣고 1월 3일 날 처음 치료받고, 오늘 세 번째 치료하러 왔는데요. 입을 딱 붙이고 자니까 테이프가 어쨌든 밤새도록 붙어 있고, 이주일 정도 지난 요즘에는 다리가 피곤해서 그날 밤에 쥐가 내릴 만한 상태에서도 쥐내리는 게 한 번도 없었어요. 기지개 켜는 게 정말 무서울 정도로 기지개를 켜면 무조건 쥐가 내렸는데 밤에 자다가 힘을 줘도 한 번도 쥐가 안 내리는 거예요. 쥐가 안 내려요."

08

입 안에
문제가 생긴다!

목골이를 얼마나 오래 해왔는지 알려면 잇몸과 치아 상태를 보면 된다. 입술이 마르지 않는지, 목젖이 얼마나 붉어져 있는지, 잇몸에는 피가 나지 않는지, 앞니가 돌출되어 있지는 않은지 살피고 묻는다.

대부분은 혀가 둔해지는 것, 사레에 자주 걸리는 것, 입이 건조한 것을 노화 현상의 하나로 본다. 치과에서는 잇몸 질환의 원인을 잘못된 양치질 습관에서 찾는다. 혹은 전신 질환이나 호르몬 변화에 의해서도 나타날 수 있다고 말한다.

그러나 지금까지 환자를 만나고 살피며 관찰한 결과, 목골이와 수면무호흡증환자의 경우 입을 통해 오랜 기간 바람이 드나들면서 잇몸과 치아를 건드린다는 사실을 알았다. 그렇게 잇몸이 약해지면서 치아 간격이 벌어지고 치아 뿌리가 드러나고, 심해지면 치아가 흔들리게 된다.

나 역시 진정한 코 치료를 하기 전에는 전혀 몰랐던 사실이다. 즉, 치아가 바람을 맞지 않도록 밤에 입을 벌리고 자는 목골이를 치료해야 한다. 기도 공간만을 확보하는 치료가 되어서는 안된다. 코로 숨을 잘 쉴 수 있도록 하는 치료가 우선이다. 코골이 · 수면무호흡증 치료에서는 코와 목까지 이어진 호흡기 점막의 상태까지 살펴야 한다.

코골이만 있는 환자는 코만 치료하면 된다. 그런데 입을 벌리고 자면서 목을 골고 수면무호흡증까지 생긴 환자는 치료해야 할 범위가 넓어진다. 치료해야 할 부위가 넓어지고 상한 곳이 깊어지기 전에 사소한 코골이 신호, 목골이 신호를 알아차려서 치료를 시작하면 좋겠다.

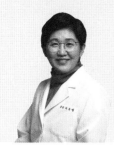

"입천장이 부어서 답답해요!"

코골이 때문에 치료받으러 온 58세의 환자분이 있었다. 키는 158cm 몸무게는 70kg. 40대로 들어서면서 체중이 증가하더니 코골이가 굉장히 심해지셨다고 한다. 코골이 측정 어플로 확인해보니 90% 정도의 수치를 보인다. 거의 밤새도록 쉬지 않고 코를 골고, 목을 골고 있었다.

수면무호흡증도 심각한 상태였다. 그러나 본인 스스로는 심각하다고 생각해본 적이 없다고 했다. 그런데 6개월 전부터는 아침에 자고 일어나도 전혀 잠을 잔 것 같지 않은 것처럼 피곤했다고 한다.

치료를 결심하게 한 결정적인 증상은 '입천장이 내려앉은 느낌'이었다. 뜨거운 음식을 잘못 먹으면 입천장이 데여 붓는 것처럼, 목구멍의 입천장, 목젖이 있는 부위가 부어서 처진 것 같은 답답한 느낌을 받는다고 했다. 숨을 쉴 때 목구멍이 막힌 것처럼 답답하고, 잘 때도 똑바로 누울 수 없어서 옆으로 돌아누워 자야만 했다고 한다. 이렇게까지 불편해지니, 그제야 치료를 해야겠다는 생각이 들었단다.

열 번째 치료받으면서 코골이가 많이 줄었고, 수면무호흡증도 거의 없어진 것 같다고 했다. 정말 많이 상쾌해졌다고 했다. 입천장이 내려앉은 느낌이 거의 없어지게 되었고, 안티푸라민 바른 것처럼 코가 시원해서 숨 쉴 때마다 행복하다고 했다.

입천장이 내려앉은 듯한 증상이 생긴 이유는 밤에 입으로 숨을 쉬어서다. 구강점막이 상하고 건조해지니 붓고 늘어진 것처럼 느끼게 된 것이다. 이런 증상은 하루아침에 생긴 증상이 아니다. 그런 증상이 나오게 될 때까지 얼마나 오랜 기간 목을 골았는지, 입천장 점막은 얼마나 오랜 기간을 버텨온 것인지를 생각해봐야 할 것이다.

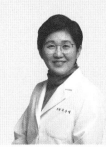

뻣뻣하고 갈라지는 혀,
음식 맛을 모를 정도로 망가진 혀!

49세의 여자 환자분의 이야기이다. 축농증으로 코막힘이 심했다. 목골이가 심했고, 수면무호흡증도 제법 심했다. 비강과 부비동 치료로 코막힘이 웬만큼 좋아지면서, 입천장, 목젖, 목구멍 전체 점막의 건강을 살폈다. 오랜 기간 입으로 숨을 쉬면, 아무리 튼튼하게 만들어져 있는 목구멍이라 할지라도 상하지 않을 수가 없다.

그런데 어느 날 이분이 말하길, 혀가 마음대로 안 움직이는 것 같다고 하는 것이다. 언제부터인가 혀가 두꺼워지고 갈라졌다고 한다. 매운 음식은 당연히 먹을 수 없었고, '맛있다'는 느낌도 사라져서 입맛을 잃었다고 했다. 나이가 들어서 생기는 현상이라고 생각했었는데, 코 치료를 하다 보니 '혹시 이것도 코와 연관이 되어 있을까' 하여 나에게 털어놓는 것이라고 말해주었다.

코로만 숨을 잘 쉬면, 입을 벌리고 잠을 자지 않으면, 이런 증상은 생길 수 없다. 이 증상의 치료는 우선 코를 잘 치료해서 입이 벌어지지 않도록 해주어야 하고, 또한 상한 혀의 어혈을 풀어내주어야 한다. 그날 바로 침 치료를 해드리고 다음에 오셨을 때 어떠셨는지 물어보니, 치료가 끝나고 집에 돌아가는 길에 바로 좋아진 것을 느꼈다고 한다. 혀가 얇아진 느낌, 부드럽고 유연해진 느낌이 들었다는 것이다.

"그때서야 알게 된 거죠. 아, 내 혀가 힘들었구나!"

이러한 증상도 입으로 숨을 쉬면서, 목골이를 하면서 나타나는 증상이다. 입안이 건조해지고 입안의 혀에 공기가 마찰되면서 상하여 나타난다. 입으로 숨을 쉬면서 목골이를 한 지 매우 오래되었다는 증거이다.

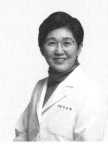

피 나는 잇몸, 시린 이,
구강돌출은 이제 안녕!

고등학교 동창을 20년 만에 만났다. 정말 깜짝 놀랐다.

친구의 잇몸이 많이 상해 있었고, 치아 간격이 너무 많이 벌어져 있었다. 나와 동갑인 친구는 입만 벌리면 할머니 같았다. 입을 억지로 다물려고 노력하며 입을 가리면서 말하는 버릇이 있었다. 치과치료를 열심히 받아도 한계가 있다고 했다.

그 친구는 얼굴이 시원시원한데, 약간의 구강돌출이 있었다. 이런 경우 밤에는 무조건 입술이 벌어지면서 구강호흡을 할 수밖에 없다. 코골이가 아니라 목골이를 할 수밖에 없고, 목골이로 구강점막어혈증상이 생기게 된다. 여기에는 잇몸과 치아가 상하는 것도 포함되어 있다.

최근에도 24세 청년이 오랜만에 내원해서 치료를 받은 후에 얼굴이 부드러워졌다고 말했다. 입술이 벌어지지 않도록 입에 테이프를 붙이고 자기만 했는데도, 앞니의 뻐드렁니가 조금은 원래 있어야 할 자리로 들어

갔다는 것이다. 이렇게 환자의 표현으로 알게된다.

젊을수록, 그리고 어릴수록 구강돌출은 불과 한두 달의 치료 만으로도 큰 변화를 보인다.

잇몸에서 피가 나거나, 이가 시리고 흔들리거나, 구강돌출이 있다면 더 늦기 전에 입으로 숨 쉬기를 멈춰보았으면 좋겠다. 밤에 입을 벌리지 않고 자는 노력만으로도 증상이 호전되는 것을 관찰할 수 있다. 물론 낮에도 입을 벌리지 않고 생활하도록 신경 쓴다면 더욱 좋을 것이다.

이제 입 안에서 일어나는 문제들을 노화 탓, 양치질 탓, 피곤 탓으로 돌리지 말고 입술을 꼭 붙이는 작은 노력부터 시작해보자.

09

목구멍이
막힌다!

후비루와 목가래 환자의 경우, 목 안에 심각한 이물감을 느끼는데도 내시경 진찰로 아무것도 찾지 못할 때가 있다. 아무리 살펴봐도 점막의 상태는 정상이고 염증 소견이 보이지 않는다. 이럴 때는 의사와 환자가 서로 알아들을 수 없는 말을 주고받게 된다. 아무런 이상 소견이 없는데도 환자가 콧물이 흘러 불편하다고 하니, 콧물 말리는 약을 처방할 수밖에 없다. 목에 가래가 붙어서 살 수가 없다고 하니, 가래 없애는 약을 처방할 수밖에 없다. 그래서 후비루와 목가래의 치료는 어렵다.

이 증상은 건조함이 심해질수록 악화되는 증상이다. 즉, 불편함을 없애기 위해서 먹는 약이 증상을 더 심하게 할 수도 있는 것이다. 구강호흡을 해도, 점막을 보호하는 분비물이 충분하면 목구멍이 상하지 않는다.

나는 이런 증상을 구강점막어혈증상이라고 이름을 붙였다. 한의학적인 용어인 '어혈'은 이질감이 느껴지는 상태를 나타내는 용어이다. 정상적으로 보이나, 정상적인 기능을 못하는 점막의 상태를 어혈이 들어 있는 상태로 표현한다. 코골이와 수면무호흡증이 심하면, 오랫동안 목골이를 심하게 하면 목구멍 점막이 상할 수밖에 없다.

입을 다물고 코로만 숨을 쉴 때 호흡의 통로가 좁아져서 마찰음이 생긴다면, 부위는 입천장 연구개다. 입을 다물고만 있으면, 목젖 자체가 떨리기는 어렵다. 이것이 '코골이'다.

그러나 입이 살짝 벌어지면서 입으로 호흡을 하게 되면, 마찰음이 발생하는 부위가 달라진다. 목젖과 편도선을 이어서 혀뿌리 부분까지 360°이어지는 목구멍 부분에서 마찰음이 난다. 이는 코골이가 아니고 '목골이'다.

입을 벌리고 목구멍을 골게 되면, 자고 난 아침에 목 안이 얼얼하다. 목구멍이 칼칼하다. 목구멍이 상하는 것이다. 밤마다 목골이를 자주 하면 입천장 뒤와 목구멍이 답답해지고, 침을 삼키면 목구멍에 가래가 끼어 있다고 느낀다. 흠흠, 캑캑거리는 소리를 내면서 목소리 정리를 해야 할 일이 자주 생긴다.

이렇게 일상에서 불편함을 느끼는데도, 대부분 본인이 심각하다고 느껴야 치료를 시작한다. 그래서 초기 수면무호흡증의 경우 옆에서 보는 사람만 안타까울 뿐이지 정작 본인은 멀쩡하다. 사소한 증상이라도 입안이 건조한 증상을 읽을 수 있어야 하고, 목이 칼칼한 증상을 읽을 수 있어야 할 것이다.

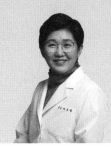

목구멍이 막혀서
잠도 못 잤던 밤이 편해지다

"누우면 목구멍이 막혀서 잠을 잘 수 없어요."

42세의 남자 환자의 이야기이다. 코골이가 심했고, 목골이가 심했고, 수면무호흡증도 심했다. 그리고 다른 소소한 증상이 눈에 띄었다.

누웠을 때 목이 막히고 침을 삼키기도 힘들다고 했다. 자다가 자신도 모르는 사이에 침을 삼키게 되면 그 느낌 때문에 잠을 깰 정도였다. 똑바로 누우면 불편하니 옆으로 누워서 잠이 들고, 돌아누우면서 깨기도 했다. 낮에 피곤해서 잠깐 누워 있을 때도 숨이 막혀 오래 누워 있을 수가 없다고 했다.

처음에는 피로가 심할 때만 증상이 나타났다가 최근 3년 동안 심해졌다고 한다. 체중을 줄여볼까 하여 3년에 걸쳐서 20kg 줄였더니 코막힘과 코골이는 줄었단다. 그런데 목구멍이 막히는 느낌은 점점 더 심해졌다. 나를 찾아왔을 때는 고개만 숙여도 목구멍이 막히는 느낌이 드는 상태였다. 구강점막의 건강 상태가 문제였다. 체중을 줄여서 코막힘이 줄고 코골이가 줄었어도 여전히 입으로 숨을 쉬었기 때문에 증상은 줄어들지 않고 더 심해진 것이다. 치료는 우선 입으로 숨을 쉬지 않도록 코로 숨을 잘 쉴 수 있게 해주고, 밤에 입이 벌어지지 않도록 입술에 테이프를 붙이고 자라고 당부했다. 또한 상한 구강점막의 어혈을 치료해서 막히는 느낌이 없어지도록 구강점막을 건강하게 만들어주는 치료로 개선되었다.

또 다른 50세의 남자 환자의 수면무호흡증을 치료했다. 수면다원검사상 RDI(Respiratory Disturbance Index, 시간당 호흡장애 지수)의 수치가 5 이하이면 정상 범주로 간주한다. 5~15 정도이면 경증도, 15~30 정도면 중증도, 30이 넘으면 심각한 수면무호흡증이라고 판단한다. 이 환자는 처음에 RDI 5 수준이었을 때는 불편함이 전혀 없었기에 치료가 필요하다는 생각이 없었다. 그러다 진짜로 코가 막혀서 잠을 잘 수 없게 되어서야 치료에 나섰다.

코가 막혀서 똑바로 누워서 잘 수도 없었고, 양압기를 쓰고 싶어도 코가 막히니 쓸 수가 없었단다. 잠이 들려고 긴장이 풀리면 목구멍이 탁 막히는 느낌이 들어 깜짝 놀라 잠을 깨고는 했다. 숨이 막혀 심장이 헐떡

거려 가슴도 답답했다. 나는 최우선적으로 코로 숨을 잘 쉴 수 있게 하는 치료를 했고, 더불어 구강점막어혈증상인 목구멍이 답답한 증상을 같이 치료해나갔다.

12번 정도 치료받고 나서부터는 누워서 자는 게 가능해졌다. 옆으로 자지 않으니 아침에 느꼈던 어깨 통증도 없어졌다.

"똑바로 누워서 잘 수 있게 되니, 이제 정상적인 사람이 된 것 같습니다."

나이 22세의 여성 환자분도 있었다. 처음에는 환자의 아버지가 전화를 했다. 기도가 좁아서 숨을 제대로 쉴 수 없는 딸 때문이었다. 대학병원에서는 기도 확장 수술을 하라고 해서 수술을 하려고 병원 앞까지 왔는데, 마지막으로 나에게 치료를 받고 싶다고 했다. 나는 '수술하지 말고 바로 오세요.'하고 대답을 했다.

부녀는 전화 끊자마자 바로 달려온 것 같았다. 환자는 기도가 좁아서 숨을 제대로 쉴 수 없는 상태였다. 밤에 숨이 답답해서 똑바로 누워서 잠을 잘 수 없을 뿐 아니라 누워 있는 것 자체가 너무 힘들다고 했다. 폐와 기관지에 이상이 있는 것이 아닌데도 숨을 쉴 수 없다고 했다. 가슴이 답답하고 잠시도 좁은 공간을 견디지 못했다. 창문이 활짝 열려 있는 치료실에서도 답답함을 느끼는지 밖을 나갔다 들어왔다를 반복했다. 대학병원에서 기도 확장 수술을 선뜻 결정하지 못한 이유 중 하나도 수술 후 치료와 병실의 상황을 도저히 견딜 수 없을 것 같아서란다. 나는 코로 숨을 쉬지 않아서 생긴 병이라고 말해주었다. 기도가 좁다고 느끼는 이유도 입으로 숨을 쉬어서 기도 점막이 자극을 받아 생긴 당연한 증상이라고 말해주었다. 환자의 얼굴에는 '이유야 어찌되었건 치료만 해주세요.' 하는 심정이 보였다.

이비인후과에 가면 항상 코는 별문제가 없다는 이야기를 들었다고 한다. CT 상 축농증도 전혀 없었다. 그런데도 본인은 코가 항상 답답한 것이다. 비점막어혈증상이다.

부모님이 치료에 함께 하고 있다. 조마조마 치료가 마치기를 기다리며 불안해하고 미안해하고 안타까워하는 눈빛을 보낸다.

비강사혈 5~6번 후에 처음으로 석션을 시도할 수 있었다. 이 환자는 그 순간, 생전 처음 숨을 쉬어본 사람처럼 깊은 숨을 쉬었다. 10회가 넘으면서 한 시간 정도는 누워서 잠을 잘 수 있게 되었다고 했다. 13회째 와서는 항상 몸 근육 전체가 조여드는 듯한 느낌이 있었는데, 몸 전체 근육이 부드러워진 듯한 감이 든다고 말했다. 이 환자를 통해 나는 하지불안증후군과 같은 증상이 몸 전체의 근육에도 나타난다는 것을 알게 되었다.

이 환자분은 부모님과 함께 한의원 근처에 한 달 정도를 머무르며 치료를 했다. 열몇 번 치료 후에 집으로 돌아갔다. 50% 정도 좋아진 것 같다고 본다. 더욱 더 공기 좋은 곳으로 이사를 했다고 했으며, 꾸준히 치료하면서 관리해나가고 있는 중이다.

나는 누구에게든지 건강에 있어서 코로 숨을 잘 쉬는 것보다 더 중요한 것은 없다고 생각한다.

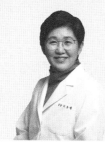

+ 이우정 한의사의 코 클리닉

밥을 먹을 수 없을 정도로 심한 사레들림의 치료는?

68세의 환자분이 치료를 받으러 오셨다. 침을 삼켜도 늘 목구멍에 가래가 낀 것이 같이 삼켜지지 않고 불편하다고 했다. 3년 전부터 하루 한 번씩은 사레에 들린다고 했다. 바른 자세로 천천히 식사하면 괜찮은데, 대화를 한다든지 옆으로 고개를 돌린다든지 하면 여지없이 사레에 들린단다. 조심조심 밥을 먹은 지는 3년, 남들보다 사레에 자주 들린 지는 더 오래되었다고 했다. 음식을 먹을 때마다 긴장하게 되니 스트레스라고 했다. 이 분은 자신이 코골이가 심하다고 했지만 사실은 목골이었다. 9번을 치료하면서 목골이를 코골이로 바꾸고, 입술에 테이프를 붙이고 잘 수 있게 되었다.

사레가 줄었다. 목구멍이 편해지면서 음식물을 삼킬 때에 음식물이 부드럽게 넘어가면서 편한 식사를 하게 된다고 했다. 사레를 치료하려고 해본 적이 있으신지 묻는 질문에 그는 이렇게 대답했다.

"병원에 가서 상담을 하니, 나이가 들면서 노화로 인해서 근육의 탄력과 순발력이 떨어져서 나타나는 증상이므로 특별히 치료방법이 없고 음식 먹을 때마다 조심하는 수밖에 없다고 했습니다. 저도 심각하게 생각해본 적은 없고 나이가 들어서 할 수 없는 거로구나 여겼습니다."

물론 갑자기 가루나 국물을 훅하고 들이마실 때, 뜨거운 음식을 먹을 때, 매운 음식을 먹을 때, 침이나 물을 잘못 삼켰을 때 사레들리게 된다. 기도로 유입된 이물질을 배출하기 위한 정상적인 반응이므로 대수롭지 않게 생각하는 증상이다. 그러나 밥을 먹을 때마다, 하루에 몇 번씩 반복되면 불편해서 살 수가 없을 것이다.

현재 이비인후과에서도 소화기내과에서도 호흡기내과에서도, 사레들리는 일에 대해서는 병의 원인과 치료방법, 관리방법에 대해서 특별히 딱 부러지게 정의된 것이 없다. 그래서 빈번하게 사레들리는 증상으로 고생을 한다고 할지라도 이것을 치료할 수 있는 뾰족한 방법이 알려지지 않았다.

자료에는 "병적으로 갑작스런 사레 들리는 증상이 심할 때는, 급성 뇌졸중이 일어났을 때와 같이 급작스럽게 일어날 수도 있고, 인후두 부위의 종양이나 진행성 신경 질환 혹은 근육 질환으로 인해 천천히 생겨날 수도 있으며, 두경부 종양 수술 또는 폐나 심장 수술 후에도 발생할 수 있다."라고 쓰여져 있다. 심각한 질환이 생겼을 때 같이 나타나는 증상으로 서술되어 있기는 하지만, 보통사람들이 일상생활 중에 자주 사레로 고생하는 경우에는 특별한 대책이 거의 없는 것이 현주소이다.

오랜 기간 동안 구강호흡을 하고 목골이를 하면 목구멍이 상하고, 점막이 상한 만큼 증상이 나타난다. 후비루와 목가래 외에 나타날 수 있는 중요한 증상이 바로 사레이다. '사레는 혀뿌리(설근) 부분이 상하면서 나타나는 증상'이다. 혀뿌리 부분을 침으로 치료하고 나서, 관리하는 방법과 예방하는 방법은 될 수 있는 대로 코로만 숨을 쉬는 것이다. 특히 잠을 자면서는 입이 벌어지지 않게 하는 것이다.

아직 아무런 문제가 없는 젊은 사람들도 입을 벌리고 잠을 자지 않도록 노력하면 좋겠다. 어르신들도 더 늦기 전에, 입술에 테이프를 붙이고 자면 좋겠다. 그래야 오래오래 목구멍이 보호되어 늙어서도 사레들림 없이 밥을 마음 편하게 먹을 수 있을 것이다.

누우면 숨 막혀서 못 자겠어요 – 구강·기도점막어혈증상

64세의 퉁퉁한 체격의 환자분은 군입대 시절에도 코골이가 심했었고, 지금은 수면무호흡증이 아주 심한 환자였다.

이 환자는 과거 수면다원검사를 해서 기도 확장 수술이 필요하다는 진단을 받았으나, 수술은 피하면서 양압기를 사용해보았다. 치과에서의 코골이 처방인 구강장치도 사용해보고 있었다. 그럭저럭 지낼 만은 했었기에 버텨오던 차였다.

그러던 6개월 전 어느 날부터, 잠을 자려고 눕기만 하면 기도가 막히는 증상이 심해졌다. 수면무호흡증이 더욱 심각해진 것으로 여겨, 인터넷 검색으로 비수술 치료를 찾다가 코숨한의원 치료를 시작했다.

치료가 진행되면서 코골이와 수면무호흡증은 줄어드는 것이 확실한데, 궁극적으로 잠을 자려고 누웠을 때 목구멍이 조여드는 느낌과 대금을 연주하려고만 하면 목구멍이 조이는 느낌으로 날숨이 안 되어 대금을 불 수 없는 증상은 여전하다는 것이었다. 코골이와 수면무호흡증이 심했던 과거에도 눕기만 하면 기도가 바로 막히는 것처럼 느끼지는 않았었다고 한다.

입으로 계속 숨을 쉬면서 목을 골게 되면 아무래도 목구멍 점막이 상할 것이다. 이 환자의 경우에도 목구멍 점막이 점점 더 상해서 조금의 자극으로도 막힌 듯이 느껴지게 된 것이다. 더 심해진 것이다.

실제로 목젖이 탱탱 부어서 목젖이 정말 크게 보이는 경우도 많다. 편도선과 편도덮개 부분이 충혈되어 발갛게 보인다. 침을 삼킬 때 본인의 목젖이 삼켜지는 느낌이 든다고 말하는 환자도 있다. 이런 과정을 지나 더 심해지게 되면 눕기만 하면 목이 조이는 느낌으로 잠을 잘 수 없게 되는 것이다.

이 환자의 증상도 오랜 기간의 구강호흡으로 구강점막에 어혈증상이 생긴 것이라고 생각된다. 지속적인 어혈을 치료하는 침법으로 15회의 치료로 70% 이상의 호전을 보이고 있다.

구강점막어혈증상, 기도점막어혈증상을 가진 환자들이 의외로 많다.

정도의 차이는 있다. 목구멍이 좁아져 있고, 항상 가래가 끼어 있고, 코가 목 뒤로 넘어간다고 한다. 목이 항상 칼칼하다고 느끼기도 한다. 노래 한 곡만 불러도 목소리가 잠기는 증상도 마찬가지다.

어떤 환자는 목구멍이 건조하고 좁은 느낌으로 어른인데도 알약을 삼키기가 너무 어렵다고 한다. 알약이나 건조한 과자는 목구멍으로 넘어가지 않는단다. 잘게 씹어서는 삼킬 수 있지만 건조한 음식은 항상 불편하단다. 또 음식을 먹을 때 사레에 잘 들리기도 한다. 이런 증상도 구강호흡의 결과물이라고 말해준다. 그러나 이 정도로 밤에 잠을 못잘 정도로 숨구멍이 막히게 느끼지는 않는다.

우리 몸에서 탄력과 강도가 둘째가라면 서러울 정도의 강함을 가진 강한 목젖과 목젖 주위 조직임에도 불구하고, 목을 심하게 골고 또 골아 목젖과 목구멍이 상하면 드디어 목구멍이 꽉 막히는 느낌으로 생명의 위협을 느낄 정도로 삶의 질이 떨어지게 된다. 이런 모든 불편한 증상이 구강점막어혈증상과 기도점막어혈증상이라고 설명한다.

10

잠을 제대로
못 잔다!

    코골이, 목골이, 수면무호흡증은 물론 비염 · 축농증 등으로 병원을 찾아오는 환자들의 공통적으로 호소하는 문제점은 바로 잠을 제대로 못 잔다는 것이다.

    "코가 너무 막혀요."

    "콧물이 줄줄 흘러요."

    "자려고 누우면 숨이 턱 막혀요."

    "가슴이 두근거려서/답답해서 잘 수가 없어요."

아예 잠에 들지 못하는 환자들도 있다. 그리고 잠이 들더라도 제대로 잔 것 같지 않고 늘 피곤하고, 아침에 힘들어하는 환자들도 있다.

"자고 일어나면 어깨가 결려요."
"아침에 일어났는데 눈이 아파요/목이 칼칼해요."
"이를 가는 버릇이 있어요."
"잠버릇이 너무 험해요."
"수면무호흡증이 있어요."
"밤마다 악몽을 꿔요."

지금까지 살펴본 환자들도 모두 잠을 제대로 잘 수 없다고 이야기했고, 치료 전에는 몰랐던 잠에 대한 불편함을 발견하여 알려주기도 했다. 잠에 대한 문제에서 빼놓을 수 없는 증상이 바로 코골이 · 수면무호흡증이다. 코골이 · 수면무호흡증으로 코, 눈, 입, 목, 심장 등의 다양한 기관에서 문제가 일어나지만 가장 핵심적인 문제를 표현하면 바로 '잠을 제대로 잘 수 없다'는 것이다.

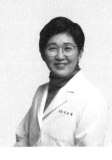

새벽 악몽도, 엎드려 자는 버릇도 사라졌다

60세의 한 환자분은 수면무호흡증으로 양압기를 쓴 지 5년 정도 되었다. 새벽 2시쯤이면 악몽 때문에 잠을 깨는데 가슴이 두근거리고 머리에 압력이 높아졌다고 한다. 6개월 정도 이런저런 고생을 하다가 수면센터에서 양압기를 처방받아 사용하게 되었다. 양압기를 쓰면서는 자다가 숨이 멈추는 느낌으로 잠을 깨지는 않으니 훨씬 좋아졌다고 느꼈다.

그런데 2년 전부터 다시 새벽 2시에 악몽을 꿔서 잠이 깨는 증상이 나타났다. 신경이 예민해지면서 위염 진단까지 받았다.

이 환자분의 치료 역시 코로 숨을 잘 쉴 수 있도록 하는 것에 집중했다. 치료를 하고 나서는 긴 시간 잠을 편하게 잘 수 있게 되었다고 했다. 일어날 때 가슴이 두근거리는 것도 거의 없어졌고, 아침에 일어날 때도 머리가 맑다고 한다. 꿈을 꾸기는 해도 악몽을 꾸지는 않고 하루 종일 활력이 넘친다며 좋아했다. 양압기를 처음 사용할 때 느낀 쾌적함과는 질이 다르다며 감사하다고 말했다.

42세 남자 환자분이 심한 코골이·수면무호흡증으로 찾아왔다.

"잠을 잘 때는 똑바로 누워서 잤는데, 깰 때는 엎드려서 깨요."

엎드린 채로 잠에서 깬 지는 10년이 넘었다고 한다. 누워서는 말하기가 불편했고 숨이 막히는 느낌이 든 것은 5년 전부터였다.

엎드려 자는 것은 코 상태를 짐작할 수 있는 중요한 정보 중 하나다. 코호흡이 불편한 것이다. 이 환자는 7번 치료를 받은 다음부터는 아침에 일어날 때 천장을 보게 되었다고 한다. 똑바로 누워 잠을 잔 것이다.

"고맙습니다. 엎드려 자면서도 불편한 줄 몰랐었는데, 지금 편해지고 나서야 내가 정말 불편했구나 하는 것을 느끼고 있습니다."

양압기를 사용하든 그렇지 않든, 치료의 목표는 동일하다. 코로 숨을 잘 쉬는 것만큼 중요한 것이 또 있을까?

엎드려서 잠을 잔다면

50세의 여자분이 무엇 때문인지는 몰라도 1년 전부터 똑바로 누워서 자려고 해도 자다 보면 엎드려 있어서 불편하다며 치료를 원했다. 나는 이런 잠버릇이 모두 호흡과 관계되어 있다는 것을 잘 알게 되었다.

45세의 남자 환자의 심한 안구건조증을 치료한 적이 있다. 중비도와 상비도로 깊은 숨을 쉬게 하는 치료 후 눈을 자주 깜빡이던 버릇뿐 아니라 엎드려 자는 버릇도 없어졌다. 엎드려 자고 싶어도 불편해서 그럴 수가 없다고까지 말했다.

자면서는 숨을 쉬는 일 이외에는 아무 일도 하지 않는다. 그런데 숨 쉬기가 힘들면 이리저리 움직이면서 호흡의 통로를 확보하기 위해 노력한다. 편한 잠을 잘 수 있게 하는 코 치료가 필요하다. 그리고 입으로 숨을 쉬면 목젖이 떨리게 된다. 그러다가 목젖이 비대해지면, 눕기만 하면 목구멍이 막히는 느낌까지 생기게 된다. 누워서 말하기가 힘든 것도 같은 이유이다. 엎드려 자는 버릇도 깊은 숨을 쉴 수 있도록 해주는 비강과 부비동 기능을 회복하는 치료가 필요한 신호로 읽을 수 있으면 좋겠다.

2 장

코골이
수면무호흡증의
치료는
어떻게 할까?

01

코골이 · 수면무호흡증
치료와 수술의 현주소

코골이와 목골이는 다르다

코골이가 심해도 타인의 지적을 받을 일이 없으면, 그리고 본인이 살면서 코골이 때문에 건강상 이상이 있다고 여겨지지는 않으면 계속 코를 골면서 살 수도 있다.

그런데 옆에 있는 가족들이 코골이 소리 때문에 불편해하고 바깥에서 다른 사람들과 잠을 잘 일이 많다면 코골이는 심각한 스트레스가 된다. 게다가 초기의 가벼운 수면무호흡증을 지나 본인에게 느껴질 만큼 심각한 증상들이 나타난다면 어떤 대가를 지불해서라도 해결하고 싶어진다. 오죽하면 쉽게 결정하기 어려운 수술이라도 해야겠다고 마음을 먹을까?

현재 일반적인 상식의 코골이와 수면무호흡증의 개념은 코골이와 목골이를 구분하지 않고 있다. 그래서 목골이의 마찰음 발생 부위인 목젖, 편도선, 혀뿌리 등을 치료해서 기도 공간의 확보에 초점이 맞추어져 있음을 알아야 한다. 다시 말해서 코골이가 아닌 목골이를 치료하고 있다는 것을 말하고 싶다. 이것이 현재 코골이 · 수면무호흡증 치료의 현주소이다.

1부의 시작에서 소개했던 코골이 단계표의 1~2단계에서는 본인의 자각증상은 거의 없다. 대부분 옆에서 불평하는 사람 때문에 증상을 알게 된다. 예민한 옆사람이 없으면 코골이는 남의 이야기가 되는 수준이다.

이 수준에서는 여러 가지 소소한 조치에도 효과를 본다. 야식만 안 해도, 짠 음식만 줄여도, 술을 끊어도, 몸무게만 줄여도 코골이가 줄어든다. 콧구멍 입구에 콧구멍을 넓히는 간단한 도구를 쓰거나 콧구멍을 넓혀주는 콧등 테이핑요법으로도 효과를 본다.

그러나 이 사람들은 코로만 숨을 쉬는 데 문제가 전혀 없다고 생각한다. 비염이나 축농증 걱정은 해본 적이 없는 사람들이다. 이런 사람들은 간단한 노력으로 매일매일 달라지는 변화를 관찰할 수 있다.

그러나 밤새도록 코골이가 심하고, 코골이 소리가 커서 옆에서 잠을 자는 사람이 심각하게 괴롭고, 자면서 입이 자꾸 벌어져서 목골이가 생기기까지 하는 코골이의 3~6단계의 수준이라면 위의 간단한 방법으로는 어림도 없다.

본인은 불편함이 없지만 사랑하는 옆사람이 괴롭다고 하니, 노력을 시작해보는 사람이 있고, 스스로 정말 심각하다고 자각이 생겨서 치료를 마음먹는 사람들도 있다. 자각이 생긴 경우, 일단 남들이 보기에는 엄청 심각한 정도라고 알아야 한다. 그러면 코골이·수면무호흡증의 수술에 대해서 간단히 살펴보기로 하자.

목젖 성형술

수십 년간 가장 흔히 시술되어온 코골이 수면무호흡증 수술 방법이다.

늘어진 연구개 조직과 목젖을 잘라내어 입천장과 목구멍 공간을 넓혀서 마찰 부분을 줄인다. 전신마취에 따른 문제, 수술 전후 약물치료의 증가, 수술 후 수주일간 지속되는 심한 통증, 연하곤란(삼킴 장애)과 같은 부작용을 겪을 수도 있다.

회복 이후에 수술한 부분의 협착이 생겨서 코골이가 더 심해지는 부작용도 있다. 기도와 식도의 칸막이 역할을 하는 목젖을 절제했기 때문에 사레들림이 잦아질 수 있기도 하다. 구강공간이 변화되니 목소리가 변할 가능성도 있다.

수술로 만족스러운 효과를 보는 경우도 있지만 내가 만나는 환자들은 수술을 했더라도 다시 코골이로 불편함을 호소하는 사람들이다. 수술 직후에 코골이 소리가 줄었지만 6개월에서 1년 정도 효과가 있었다고 하는 경우가 많았다.

그러나 코골이가 재발되었다고 하더라도 다시 목젖 성형술을 선택할 수는 없다. 여기에서 코골이의 마찰음 발생에 목젖이 차지하고 있는 부분이 그리 넓지 않다는 것을 알 수 있다.

이설근 전진술/설골 고정술

수면무호흡증이 심하면 환자의 혀를 앞으로 이동시켜서 기도를 확보하려는 시도를 할 수 있다. 아래턱뼈에 연결되어 있는 근육이 이설근이다. 아래턱뼈를 자르는 등의 이설근 전진술로 혀 근육을 앞으로 당기면 혀 근육이 뒤로 늘어지면서 기도를 좁게 만드는 것을 막아 줄 수 있다. 또 설골을 갑상연골에 붙들어 매기도 하는데, 이것이 설골 고정술이다. 하지만 이런 수술을 단독만으로 하는 경우는 없고 목젖 성형술 등과 함께 시행하는 경우가 많다. 이설근 전진술의 경우 예상할 수 있는 부작용은 턱뼈가 약해지거나 치아뿌리가 손상될 수 있다. 아래턱의 감각이 없어질 수도 있다. 아래턱뼈를 앞으로 당기기 때문에 아래턱이 튀어나온 만큼 외관상 보기도 좋지 않다.

수술 직후에 심한 통증에 시달리며 상처가 아무는 데 걸리는 시간도 길다. 설골 고정술은 수술과정에서 갑성 갑상연골 손상과 연하곤란 등의 문제가 생길 수 있다. 수술을 한다고 해도, 혀가 원래 모양과 위치를 유지하려는 경향이 강하므로 앞으로 잡아 뺀 턱뼈가 시간이 지나면서 서서히 변형되어 후퇴하게 된다.

혀뿌리 축소술

이비인후과에서는 코골이와 수면무호흡증이 있는 환자의 상당수는 혀가 두껍다고 관찰하고 있다. 혀가 두꺼운 만큼 혀 뒷부분의 기도가 좁아진다. 심한 코골이와 수면무호흡증이 있는 경우에는 이 조직을 줄여서 기도를 열어 주면 좋겠다는 생각을 하게 된다. 그래서 이 부분을 치료기를 이용해서 태워서 줄이는 방법을 쓴다. 혀뿌리에 고주파 전극을 넣고 평균 5회 이상 반복적으로 에너지를 주어서 조직을 태워서 줄여 나간다.

부작용은 수술 후 연하곤란이 생길 수 있다.

상악하악 전진술

아래턱과 위턱의 크기가 작아서 기도가 좁아져 있는 경우, 위턱과 아래턱을 앞으로 당겨서 확장시키면 기도가 넓어진다. 상악하악 전진술은 가장 효과적인 수면무호흡증 수술이다. 성공률은 75%에서 100%에 달하며, 장기간 추적 관찰한 경우에도 수술효과가 유지된다고 한다. 그러나 상당히 큰 수술이며 부정교합과 수술과정에서 생긴 신성 신경손상으로

감각마비 등이 생길 수 있다. 같은 원리의 비수술적인 방법으로는 구강
장치를 사용하는 방법이 있다.

구강장치는 치아교정기와 같이 구강내에 삽입하는 기구를 통해 아래
턱이 앞으로 내밀어지게 하여 기도 공간을 넓힌다. 자연스런 치아 맞물
림을 방해하기 때문에 턱관절이 피로하게 된다. 또한 입을 벌리고 자는
것을 해결하지 않는다. 구강장치를 삽입하면 자면서는 입술이 더 벌어진
다.

또 한가지 비수술적인 방법으로 수면무호흡증이 심할 때 양압기를 사
용할수 있다. 양압기는 산소마스크처럼 수면시 코에 지속적으로 공기를
불어 넣는 장치이다. 숨이 멈출 수 없게 하는 적극적인 장치이다. 인공호
흡기를 장착하고 자는 것 같은 불편함에 적응하는 데는 몇 개월의 시간
이 필요할 수도 있다.

비염 수술, 축농증 수술, 비중격만곡증 수술

코골이가 심한 경우 비염 · 축농증이 심해서 코를 골게 된다는 진단을

받으면, 비염 수술, 축농증 수술, 비중격만곡증 교정 수술을 하게 된다.

그러나 일반적인 상식으로 코골이·수면무호흡증 치료와 비염·축농증 수술은 별로 상관이 없다고 여기고 있다. 실제로 이비인후과의 코골이·수면무호흡증 치료의 서술에서 "코골이 수면무호흡 치료에 있어서 코막힘을 해결하려는 노력은 필요하지만 수면무호흡증이 개선되는 정도는 크지 않다."라고 말을 하고 있는 것을 볼 수 있다. 분명히 말하지만 나의 코골이 치료에 있어서는 중요하게 치료해내야 하는 부위의 개념을 달리한다.

밤에 잠을 자면서는 입술이 벌어지면 안 된다. 입술이 벌어지면서 입으로 공기가 드나드는 호흡을 하는 것은 바른 호흡이 아니다. 구강호흡으로 마찰음이 생기는 부위와 비강호흡으로 마찰음이 생기는 부위는 다르다. 구강호흡으로 마찰음이 생기는 부위를 넓혀서 마찰음이 발생하지 않도록 하는 것은 정확한 치료라고 할 수 없다.

입이 다물어지기만 하면 마찰음 발생 부위가 달라지는 것을 당장 알 수 있다. 무엇보다 코로 숨을 쉬고 있는지 아닌지를 판단하는 것이 가장 중요하다. 그리고 밤에 입을 벌리고 잠을 자는 것을 해결하는 것이 가장 우선시 되어야 한다. 코를 사용하지 않는 구강호흡은 절대로 바른 호흡이 아니기 때문이다.

코 성형 이후 생긴 코골이도 치료가 되나요?

58세의 환자분이 수면무호흡증이 심해서 치료를 받으러 오셨다.

환자는 수면 후 전혀 피로가 풀리지 않았지만 본인의 수면 중 호흡 상태에 대한 심각성을 전혀 느끼지 못한 채로 최근까지 살다가, 혹시나 싶은 마음에 수면다원검사를 한 결과 중증 수면무호흡증을 진단받고 양압기를 두 달째 사용해오신 분이셨다. 양압기를 처음 사용할 때는 불편했지만 너무나 푹 잔 느낌으로 행복했단다. 그러나 평생 양압기의 도움을 받아야 한다는 생각으로 울적해지는 마음을 어찌할 수는 없었던 것이다. 인터넷 검색으로 비수술 치료법이 있음을 알게 되어 과연 침 치료로 얼마나 좋아질까 하는 의심을 가득 지닌 채 먼 걸음을 하셨다.

환자는 아주 여러 가지 상황을 말씀하셨다. 들창코 수술을 하지 않았어야 하는데 코 성형 이후로 코로 숨을 쉬기가 답답해졌단다. 수술이 잘 안되어서 여러 번의 재수술 끝에 지금의 코 모양을 갖게 되었단다. 그러는 사이 콧구멍이 몹시 넓었는데, 콧볼을 줄이는 수술로 코 입구 구멍을 줄였고, 콧등에는 보형물을 넣어 콧대를 세웠기 때문에 콧대가 무겁게 느껴진다고 했다. 본인이 생각할 때 콧물이 거의 없고, 코막힘으로 괴로운 비염 상태는 아니었지만, 코로 숨을 쉬기가 편치는 않다고 했다.

나는 환자가 코 성형 수술을 하기는 했지만, 비강 내부를 수술한 것은 아니라서 성형으로 호흡이 나빠진 것이라고 보지 않는다고 말씀드렸다. 무조건 수면무호흡증은 없앨 수 있다고 보았다.

열심히 하루도 거르지 않고 치료에 임해주셨던 환자분이 몇 번씩이나 정중히 고개를 숙이시면서 정말 고마워하시는 마음이 느껴지도록 인사를 하고 또 하셨다.

"오늘이 26회째 치료입니다. 치료받으면서 안구건조증이 50% 이상 좋아졌습니다. 무엇보다 좋은 것은 낮에도 밤에도 코로 숨이 너무 시원하게 쉬어진다는 것입니다. 코로 숨을 쉬는 것이 이렇게 좋은 일인지 평생 모르고 살 뻔 했습니다. 밤에는 양압기로 억지로 숨을 쉬게 만들어줘서 코로 숨을 쉬었지만, 코 치료가 아니었다면, 미간사이로 공기가 드나드는 호흡은 불가능한 일이었을 것입니다. 평생 양압기를 사용해야 한다는 것이 너무나 불편하였는데, 코숨 치료를 만나 너무 다행이라고 생각합니다. 정말 고맙습니다. 고맙습니다. 고맙습니다."

    양압기를 사용해서 밤에 수면의 질이 좋아졌다고 좋아할 일이 아니다. 밤에 수면무호흡이 생긴다면, 밤에만 코막힘이 생겨 불편한 것이 아니라, 밤에 코 막히게 하는 조건이 낮에도 그대로 존재하는 것을 알지 못하는 것이 안타까울 뿐이다. 낮에는 코골이 소리를 낼 수 없을 뿐이지, 낮에는 멀쩡하다가 코를 골 수 있는 조건이 밤에만 생기는 것이 아니라는 것이다.

02

수면무호흡증 수술을 두 번이나 하고도
그녀는 왜 세 번째 수술을 원했는가?

코를 골아도 괜찮았다! 두통이 있기 전에는!

39세의 아담한 체격의 환자분이 치료를 받으러 왔다. 나의 책을 읽고
나서 코숨테이프를 붙이고 자보려고 시도했지만 실패했던다.

이 분은 오직 코골이와 수면무호흡증 때문에 두 번의 큰 수술을 했다.
본인이 코를 많이 곤다는 사실은 결혼 전에도 알고 있었다. 신혼 때에도
신랑이 코를 곤다고 말하기는 했지만, 그래도 젊었기에 본인의 불편함은
전혀 없었다. '옆 사람이 조금 괴롭기는 하겠지만 뭐 어때, 난 아무렇지도

않은걸.' 그런데 임신을 한 후부터 문제였다. 임신성 비염으로 출산할 때까지 내내 코막힘으로 불편했다. 출산 후에 코골이와 수면무호흡증이 더 심해졌다. 무엇보다 자고 난 아침마다 두통이 심했다. 결국 아이가 5살 때 대학병원에서 수술을 했다. 수면다원검사와 정밀검사 후 목구멍이 좁고, 혀가 너무 크고 두껍다는 진단으로 목젖 절제술과 혀뿌리 축소술을 받았단다.

수술 후에는 아침 피로와 두통이 없어졌지만, 행복이 길지는 않았다. 2년 정도가 지나자 가끔씩 머리가 아프기 시작했고, 아침에 숨이 답답해서 잠을 깨는 일이 많아졌단다. 그렇게 여태까지 그럭저럭 지내다가 1년 전에 또 수면무호흡증이 심해졌다는 진단을 받고 수술을 또 받았다.

8년 전에는 목젖만 절제했는데, 이번에는 입천장 전체를 축소하는 수술과 목구멍 전체를 넓히는 기도 확장 수술을 받았다. 3박4일간 입원해서 수술한 후에 6개월 정도는 음식 맛을 못 느껴 고생했다고 한다.

그 이후에는 머리가 아프지 않아서 수술 효과를 보고 있다고 여겼다. 그런데 3개월 전부터 다시 코와 숨이 답답해지면서 일상에서 불편함을 느끼기 시작했다. 수술한 병원을 다시 찾아갔더니 수면무호흡증이 다시 심해졌다는 결과를 받았다. 그러나 병원에서는 "이 정도에서는 다시 수술을 할 수는 없다. 다시 수술을 받는 것은 위험하다. 더 이상 해줄 것이 없다."라며 "입을 다물어야 한다."라는 말을 해주었단다. 그래서 내 책을 보고 나서 입이 벌어지지 않도록 테이프를 붙이고자 하는 생각을 했단다. 그런데 막상 테이프를 붙이고 나서야 비로소 본인이 코로만 숨을 쉬는 것이 불가능하다는 것을 처음으로 알게 된 것이다.

환자들이 원하는 것이 정말 '코골이를 멈추는 것'일까?

이 환자분이 원하는 것은 코골이 치료가 아니었다. 수면무호흡증이 없어지는 것이 아니었다. 결혼 전이나 결혼 후에나 코를 많이 곤다는 말을 듣기는 했지만, 본인에게는 코골이가 심해도 아무런 문제가 되지 않았다. 아침에 머리가 아픈 증상이 생기기 전까지는 코골이를 치료해야겠다는 생각을 가져본 적이 없다. 몇 차례의 수술이라는 쉽지 않은 결정을 통해서 얻고 싶었던 것은 오로지 머리가 맑아지는 것뿐이었다.

환자가 원했던 것은 오직 아침에 맑은 정신으로 잠을 깨고, 낮에 졸리지 않고, 가슴 답답한 증상이 없어지는 것이었다. 코골이 소리를 없애는 것이 궁극적인 목적이 아니었다. 그런데도 코골이와 수면무호흡증만 없애면 된다는 판단으로 몇 차례나 수술을 한 것이다.

환자의 바람은 코로 숨을 잘 쉴 수만 있으면 저절로 해결되는 것이었다. 어려운 수술을 하지 않아도 얻을 수 있는 결과물이었다. 비강과 부비동의 기능을 사용할 수 있도록 해주면 얻을 수 있었다. 비강과 부비동의 기능에 대해서 알았더라면, 코로만 숨을 잘 쉬는 것이 제일 중요하다는 것을 알았더라면 얼마나 좋았을까!

이 환자는 세 번째로 수면무호흡증 수술을 원했으나, 수술이 더 이상은 어렵다는 진단을 받았다. 그러나 불과 2번의 비강과 부비동을 확보하는 침 치료로 밤에 입술이 벌어지지 않도록 코숨테이프를 붙이고 잘 수 있게 되었다. 코골이 앱으로 확인한 결과는 놀라웠다. 그녀는 밤새도록 코골이와 수면무호흡증이 없는 조용한 밤을 보내며 편하게 호흡하고 있었다.

03

수면무호흡증의 치료는
축농증 치료와 똑같아야 한다!

코의 숨길을 만드는 치료라는 근본

나는 비염 · 축농증을 치료해오다가 코골이 · 수면무호흡증까지 치료할 수 있게 되었다. 그래서 나의 코골이 치료는 비염 치료와 같다. 축농증으로 고생해오던 환자의 수면무호흡증을 축농증 치료로 개선할 수 있는 것은 너무도 당연할 것이다. 코 치료가 가장 우선이다.

60세의 남자 환자분이 코골이와 수면무호흡증으로 치료를 받았다. 그는 일단 40년 전, 대학생 때 축농증 수술을 했었다. 그런데 수술 이후에도 40년 동안 환절기마다 감기에 걸리면 항상 코에서 누런농이 나오는 축농증으로 진행됐다. 1년에 4번 이상 축농증 감기를 겪었고, 특히 겨울에는 심각한 축농증으로 고생을 했다.

항상 축농증이 있으니 두통이 생겼다. 고혈압이 생겼다. 코골이가 심해지고, 4년 전부터는 수면무호흡증이 아주 심해졌다. 10년 전부터는 코 세척을 하면서 감기를 견뎌냈다. 10번 정도 비강 깊이 침 치료를 진행하면서 코 깊숙한 곳까지 들어갈 수 있게 숨길을 만들었다. 그는 치료 후 1년이 지난 지금까지 감기에 안 걸렸다며 좋아했다. 40년 만에 처음 있는 일이라고 한다. 코골이가 현저하게 줄어들었고, 수면무호흡증은 거의 없어졌다.

무엇보다 좋아진 것은 컨디션이다. 아침의 두통, 낮에 쏟아지던 졸림, 자고 일어나서 느껴지던 목 아픔 등 증상이 사라졌다. 모두 밤에 입으로 숨을 쉬었다는 증거들이었는데 몰랐던 것이다.

물론 어떤 치료도 영구적인 치료가 될 수는 없다. 아무리 잘 치료한다고 해도 살다 보면 코가 막힐 때도 있고, 코를 골 때도 생긴다. 그때마다 또 치료하고 관리를 하면서 사는 것이다.

낮이나 밤이나 입이 벌어지면 안 된다. 비염, 축농증, 코골이, 수면무
호흡증의 치료는 모두 같은 원리다. 코 안에 숨길을 제대로 만들어서 코
로 편하게 숨을 쉴 수 있도록 해야 한다. 그러나 대부분의 환자들은 비염
과 축농증 치료를 할 때의 방법이 다르고, 코골이 수술 부위와 수면무호
흡증 수술 부위가 달라져야 한다고 알고 있다.

이 환자 역시 코골이나 수면무호흡증이 축농증과 관계가 있다고는 생
각하지 못했다고 이야기했다. 코에 대해서 너무 몰랐다고도 했다. 치료
를 받기 전에 검색을 통해서 여러 가지 치료방법을 알게 되었지만, 전혀
알지 못했던 내용이었다고 한다.

"제가 선택을 잘한 것 같습니다. 이젠 죽을 때까지 코로 제대로 숨 쉬
고 싶습니다."

04

양압기를 쓰더라도,
구강장치를 하더라도 결국 문제는 코다

숨길이 살아나야 양압기도 빛을 본다

5년째 양압기를 사용하고 있는 73세의 환자분이 코골이·수면무호흡증을 치료하고 싶다고 내원하셨다. 양압기를 쓰기 전에는 새벽 2시에 잠을 깼다고 한다.

가슴이 두근두근거리고 맥박은 분당 110~120번을 뛰었다. 죽을 것 같이 공포스럽고 답답했다. 그러다가 수면다원검사를 해서 중증 수면무호흡증을 진단받았고, 양압기를 사용하게 되었다.

그 후부터는 증상이 조금 덜해지기는 했지만 아침에 일어나서 머리가 영 개운하지는 않았다고 한다. 뇌 영양제, 철분제, 하지불안증에 쓰는 도파민 호르몬제 등을 먹고 있었다. 어떤 때는 심장을 천천히 뛰게 하는 약을 먹기도 한다며, 그때그때 여러 가지 증상에 대한 처방을 받아 약을 먹어왔다고 말했다.

양압기를 사용하면서 입술에 테이프를 X자로 붙였다고 했다. 그 사이로 숨이 드나들면서 입이 마르고, 혀가 마르는 증상이 나타났다. 양압기를 쓰면서도 입으로 숨을 쉬었던 것이다. 한 달 반 동안 12번을 치료했다. 동시에 입술 전체를 다 가리는 코숨테이프를 사용하도록 했다. 그는 나의 치료를 받은 후 정상적인 삶이 된 것 같다고 했다.

"자고 난 후 아침에 있던 두통이 많이 없어졌습니다. 철분제 이외에 다른 약은 하나도 안 먹고 있어요. 하루에 두 알씩 먹던 진통제도 안 먹고요. 밥 먹다가 사레도 들리지 않습니다. 양압기를 사용하면서도 아침에 혀가 마르고 입안이 바짝 말랐는데 그 증상도 없어졌습니다."

그 후 20번의 치료 후 졸업을 시켜드렸다. 코골이 앱으로 확인했을 때 거의 코골이 소리가 들리지 않을 정도로 조용하고 깊은 잠을 잤다. 그런데 3개월이 지난 후, 어느 날 전화를 주셨다. 기분이 너무 좋아서 수면다원검사를 자청하여 해보았단다. 그런데 놀랍게도 나에게 치료받기 전과 똑같은 결과가 나왔다고, 수면무호흡증이 너무 심하고 산소포화도도 많이 떨어진다는 결과가 나왔다면서 도대체 이게 무슨 일이냐고 물으셨다. 나는 이렇게 말씀을 드렸다.

"수면다원검사를 할 때도 입술에 테이프를 붙이고 검사를 하셨으면 결과가 달라졌을 거예요. 자다가 입이 자꾸 벌어지거든요. 연세가 드실수록 턱관절의 힘이 약해져서 그런지 잠에 빠지기만 하면 턱이 툭 하고 떨어지면서 혀가 말려들어가는 호흡을 하면 수면무호흡증상이 나타나게 되더라구요. 입이 벌어지지 않으면 수면무호흡 증상은 훨씬 줄 수밖에 없습니다. 그런 결과가 나왔더라도 놀랄 일은 아니구요. 그러니 코로만 숨이 잘 쉬어질 수 있도록 코숨테이프를 잘 붙이고 주무셔야 합니다. 자다가 코숨테이프를 떼는 날이 생기면 꼭 다시 코 치료를 받으러 오셔야 해요."

그런 일이 있은 후 9개월이 지났다. 양압기를 계속 사용하고 있고, 입이 벌어지지 않도록 코숨테이프는 반드시 붙이고 잔다고 했다.

구강장치 : 코는 쓸모 없고 입으로만 숨쉬어도 된다?

어떤 56세 환자분은 코골이 때문에 구강장치를 하고 있다고 했다.

8년 전 동창회에 가서 잠을 자는데, '너하곤 도저히 잠을 같이 못 자겠다!'라는 얘기를 들었다고 한다. 몇 번 밖에서 그런 이야기를 들으니 그때부터 심각하게 생각하게 되었고, 이비인후과를 갔다.

비중격만곡증이라고 해서 수술을 했다. 코막힘이 줄어든 것 같기는 한데 번갈아 코가 막히는 증상은 수술하기 전이나 수술한 후에나 마찬가지였고 코골이에는 전혀 효과를 보지 못했다.

그 병원을 또 갔더니 이번엔 목젖이 길어서 숨을 제대로 못 쉬는 것이라고 했다. 목젖을 자르는 수술을 했다. 수술한 것을 후회할 정도로 굉장히 많이 아팠단다. 밥을 잘 못먹어서 5kg 정도 살이 빠졌을 때는 코골이가 좀 줄더니, 다시 원래 몸무게로 돌아가니까 다시 코를 골기 시작했다.

병원에 또 갔더니 어딘가가 처져서 그렇다고 했지만, 더이상의 수술은 포기를 했다고 한다.

그렇게 살다가 누가 구강장치를 하면 좋다고 하는 말을 듣고, 3년 전에 유명한 명의를 찾아서 250만 원 하는 구강장치를 맞췄다. 코골이가 줄고 무호흡이 없어지니까, 자도 자도 피곤했던 것이 줄었다.

그런데 아침에 턱이 아픈 게 문제였다. 물론 처음에 병원에서 턱관절이 약해질 수 있고, 턱관절 힘이 좋은 사람은 아플 수밖에 없다고 말해주기는 했다. 너무 아프면 구강장치를 쓰지 말아야 한다고도 했다.

그러나 비싼 것이 아깝기도 하고, 어쩔 수 없이 다른 사람 피해주지 않기 위해서 끼고 자면서 살아왔다. 구강장치를 하면서는 '코는 쓸모가 없구나, 입으로 숨을 쉬어도 되는구나.' 이런 생각을 했다고 털어놓았다.

첫 번째 치료를 한 날, 코 깊숙한 곳까지 바람이 들어가는 느낌이 들었다고 이야기했다. 나에게 치료를 받은 후부터는 구강장치는 사용하지 않는다고 했다. 구강장치를 안 하고 입술에 테이프를 붙이고 자도, 구강장치를 한 것과 비슷하게 피로가 풀린다면서 놀라워했다. 20회 정도의 치료 후에는 코골이마저 거의 줄었다며 신기해했다.

코가 자주 막히는 사람은 걱정이 될 수도 있다. 자다가도 코가 막힐 텐데, 입술에 테이프를 붙이면 숨을 못 쉬어서 정말 죽는 것 아닐까?

여기에 대한 많은 환자분들의 증언이 있다. 테이프를 아무리 꽉 붙여 놔도 조금이라도 코가 답답해지면 자신도 모르는 사이에 어떻게든 그 테이프를 떼어낸다는 것이다. 아침에 손가락에 붙어 있고, 머리카락에 붙어있고, 베개에 붙어 있다고 했다. 그러다 아침까지 입술에 그대로 붙어 있으면 행복한 날의 시작일 것이다.

자면서 숨을 제대로 이어갈 수 없다면 밤은 죽을 것 같은 공포의 시간이 된다. 그런 상황에서 숨 쉬는 일을 빼먹지 않도록 숨구멍에 밤새도록 계속 공기를 불어 넣어주는 양압기의 도움은 생명을 이어주는 고마운 일이다. 구강장치 역시 마찬가지다. 코골이를 줄여주는 훌륭한 도구다.

코골이 · 수면무호흡증 소리를 개선하는 효과는 확실할지 모르지만 양압기와 구강장치를 사용하는 것이 코의 모든 숨길을 살아나게 할 수는 없다.

코골이 · 수면무호흡증의 치료는 궁극적으로 코의 숨길을 구석구석 뚫어주는 것이어야 한다.

05

편도선 비대증 때문에
코를 곤다고요?

편도선이 호두알만 했던 아이

3년 전 해남에서 먼 길을 마다 않고 치료를 받으러 왔었던 아이가 있다. 오늘 반갑게 내원을 했다. 지금 8살이니, 처음 왔을 때는 5살이었다. 좁아진 목구멍으로 겨우 숨을 쉬면서 항상 입을 벌리고 찾아왔다. 편도선을 절제하지 않으면 도저히 치료방법이 없어 보일 만큼 편도선이 컸다. 울고불고 치료 안 받겠다고 우는 아이를 겨우 붙들고 편도선 사혈과 부비동 석선 치료를 했었다. 편도선이 호두알만큼 컸었다. 그런데 비염과 부비동염 치료로 구강호흡이 없어지면서 수면무호흡증과 코골이가 없어졌다. 항상 입을 다물게 되었고, 밤에도 입을 다물고 자면서 거의 감기에 걸리지 않았다고 한다. 그 후로 지금까지 딱 한 번 살짝 열이 난 적은 있어도 금방 나았고, 편도선염은 전혀 없었다고 한다.

어린아이의 코골이는 편도선이 커서 입으로 숨을 쉬며 나타나는 것으로 알려져 있다. 편도선을 절제하지 않으면 치료가 어렵다고 말한다. 그러나 나는 이 아이의 치료를 통해서 목구멍을 꽉 막고 있는 편도선은 구강호흡의 원인이 아니라는 확신을 갖게 되었다.

목구멍이 아무리 좁다고 해도 밥을 못 먹을 정도로 막혀 있지는 않다. 목구멍이 좁아서 입으로 숨을 쉬는 것이 아니라, 코가 막혀서 입으로 숨을 쉰다는 사실이 왜 이리 알기 어려운 일이 되었는지 모를 일이다. 코막힘을 해결하면 코로 숨을 쉬게 되는 것은 당연하다.

그 이후로도 잦은 편도선염과 편도선 비대증으로 수술을 앞둔 아이들을 많이 치료했었다. 수술을 말리면서, 코로 숨 쉬는 치료를 하는 것이 먼저라고 설득하면서 엄마들을 이해시키고 치료를 끌고 나가고 있다. 우는 어린아이의 치료가 쉽지는 않지만 보람 있는 일이다.

아데노이드 비대증은 어떻게 해야 할까?

그렇다면 아데노이드 비대증이 심한 경우는 어떻게 해야 할까? 아데노이드가 증식하면 코에서 후두로 넘어가는 통로를 가장 직접적으로 폐쇄하므로 코 호흡장애, 코골이, 구강호흡, 수면무호흡증 등 다양한 증세가 나타난다. 증세가 약한 경우에는 약물치료가 가능하지만 잦은 재발이 있거나 증세가 심한 경우에는 수술을 통하여 증식한 아데노이드 조직을 제거해야 한다고 정의되어 있다.

나의 임상으로도 아데노이드 비대증은 치료가 쉽지 않았다. 비후된 편도선은 입만 벌리면 시야에 들어오고, 편도선 자체는 감각신경 분포가 적어서 침으로 찔러도 통증이 많지 않다. 아이들이 입만 벌려주고 한 번만 침을 맞아주면 된다. 본인이 참을 수 있는 정도의 감각이라는 것을 알게 되면 그 이후는 치료가 쉽다. 그런데 아데노이드가 부어 있는 경우는 목젖 바로 뒷부분의 비강인두 부분이 막히는 경우이다. 즉, 코막힘이다. 비강사혈과 부비동 석션법으로 닿지 않는 부분이 비후되어 있는 경우라서 치료가 쉽지 않는 경우가 많았다. 입안을 벌려서 비후된 아데노이드 조직을 직접적으로 치료해야 하는데 쉽지 않은 일이다. 더구나 4살~7살의 어린아이들이 그 치료를 참아내기는 더욱더 쉽지 않다.

그렇다면 아데노이드 비대증 치료는 어떻게 해야 할까? 내가 제시하고 싶은 치료 기준은 이렇다. 아데노이드 비대증이 있다고 하더라도 코숨테이프를 붙이고 입을 다물고 밤새도록 코로 숨을 쉬면서 잘 수 있고, 코를 골더라도 수면무호흡증이 없으면, 아데노이드 비대증 수술이 급하지 않다. 코숨테이프를 붙이고 잘 수 있다는 것은 코가 양호하다는 증거이며, 최소한 생리기능에 영향을 주지 않는 안정적인 호흡 상태라고 판단할 수 있기 때문이다.

수술은 마지막의 마지막에!

그러면 어떤 경우에 정말 수술이 필요하다고 볼 수 있을까? 코숨테이프를 붙였을 때 숨이 막혀서 잠을 잘 수 없을 정도로 심각하면 수술이 필요할 것이다. 그러나 이런 상태가 꼭 아데노이드 비대 때문이라고만 볼 수 없다. 아데노이드 비대증이 있다고 하더라도 우선 비염·축농증 증상을 먼저 치료할 것을 권한다. 비염과 축농증이 치료되면 코로 숨을 쉬기가 훨씬 편해진다. 그렇게 코숨테이프를 붙이고도 밤에 잘 잘 수 있으면 수술이 급하지 않게 된다. 그러나 중이염이 자주 생기고 비염·축농증을 치료했는데도 수면무호흡증이 심하다면 호흡에 직접적으로 방해를 주는 아데노이드 비대증이 해결되어야 고생하지 않게 될 것이다.

편도선 비대증과 아데노이드 비대증의 경우 정말 수술이 필요할 수도 있지만, 일단 비수술 치료방법인 침 치료로 비염·축농증 치료를 잘 해내어, 우선 비강과 부비동 공간을 확보하면서 경과를 보고 수술을 결정해도 늦지 않다.

편도선 비대증·아데노이드 비대증 수술 전 확인사항

1) 비염·축농증 증상을 먼저 치료해본다.
2) 치료 후 코숨테이프를 붙이고 밤새도록 잠을 잘 잘 수 있으면 수술할 필요가 없다.
3) 만약 비염·축농증 침 치료 이후에도 중이염이 자주 재발하고 코숨테이프 사용이 불가능하며, 수면무호흡증이 심하다면 편도선 비대증, 아데노이드 비대증 수술이 필요하다.

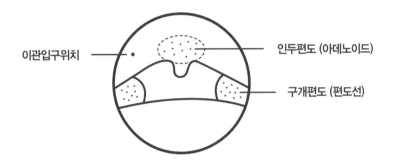

이관입구위치 ─── 인두편도 (아데노이드)

구개편도 (편도선)

인두편도(아데노이드)가 커지면, 누울때 입천장이 막히면서 코로 숨 쉬기가 어려워진다. 이관입구까지 비대가 확대되면 중이염이 생기기 쉽다. 어린이의 경우 입으로 호흡하는 시간이 길어지면 멍청한 얼굴 표정이 나타나게 되는데, 이를 아데노이드형 얼굴이라고 한다.

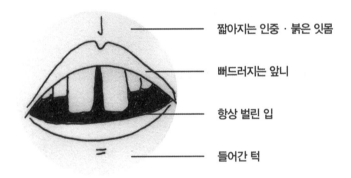

짧아지는 인중 · 붉은 잇몸

뻐드러지는 앞니

항상 벌린 입

들어간 턱

아데노이드형 얼굴

06

남편의 코골이 · 수면무호흡증에
현명하게 대처하는 법

코골이·수면무호흡증이 있다면 사태 파악부터 하라

164cm 68kg, 50세의 환자분이 심한 코골이와 수면무호흡증으로 치료를 받으러 왔다. 30대부터 코를 곤다는 소리는 들어왔고 가끔은 스스로 코 고는 소리에 깬 적은 있었지만, 수면무호흡증이 있다는 것은 몰랐다고 한다.

수면무호흡증이 심하다는 것을 알게 된 것은 3개월 전 직장에서 종합건강검진을 받으면서였다. 수면내시경 검사 후 대기실에서 간호사가 깨우더라는 것이다. 간호사는 숨을 잘 안 쉬어서 걱정이 되어서 깨웠다고 한다. 3주 전에 수면다원검사를 했고, 중증 수면무호흡증 진단을 받았다. 병원에서는 목구멍이 너무 좁아서 살을 빼도 한계가 있으니, 수술이 필요하다고 했단다.

그는 그제야 수면무호흡증에 대해서 공부를 시작했다. 수술을 해도 100% 고쳐지는 것이 아니라는 글을 읽으면서도 본인은 수술을 해야 한다고 생각했단다. 그렇지만 수술 외에 다른 방법을 더 찾던 중 코골이와 수면무호흡증을 침으로 치료한다는 한의원도 한번 찾아오게 된 것이다.

이 환자는 첫 번째 치료를 받고 일주일 후에 나를 다시 찾아왔다. 자다가 숨이 막히면 어쩌나 하는 두려움으로 첫 날은 테이프를 세로로 붙였고, 다음날부터 입술이 다 가려지게 붙이고 잤다고 했다. 코골이 소리가 좀 줄어든 것 같고, 무엇보다 아침에 있었던 두통과 목 안이 칼칼했던 것이 없어졌다고 했다. 그러면서 코골이 앱으로 녹음한 자신의 코골이를 들어보니 잠자는 게 힘들게 들릴 정도로 숨 쉬는 소리가 거칠더라고도 이야기해줬다. 아내는 테이프를 붙이니 코골이와 수면무호흡증이 줄었다고 말했다.

대부분의 사람들은 코골이가 심하다는 것을 알아도 뭘 해야 할지 모른다. 피곤하거나 스트레스를 받아서, 체중이 증가해서 코를 고는 것은 어쩔 수 없다고 생각한다. 운동, 휴식, 체중감량은 맞는 말이지만 쉽지 않은 일이기 때문이다. 결국 그냥 코를 골면서, 자다가 숨이 멈추면서도 계속 그렇게 지낸다.

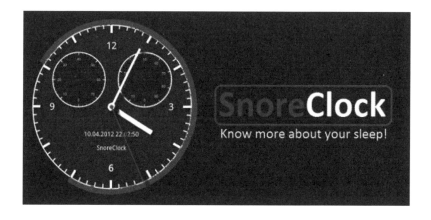

코골이 앱 〈snore clock〉

이제는 코골이가 심하다는 이야기를 들었을 때, 가장 먼저 휴대폰에 코골이 앱을 설치하여 내가 어떻게 잠을 자고 있는지 확인하는 일을 해야 한다. 그 다음에는 본인이 정말 코로만 숨을 잘 쉴 수 있는지를 확인해야 한다. 자면서 입술이 벌어지지 않도록 입술에 테이프를 붙이고 자보면 알 수 있다. 아침에 일어나 입술에 테이프가 잘 붙어 있다면 매일 붙이고 자면 된다. 코숨테이프를 잘 붙이고 잘 수 있는 상황에서 코골이가 심하다면 체중을 좀 줄이고 나름대로 건강관리를 해보는 것이 먼저다.

코로만 숨을 쉬는 것이 가장 중요하다

그러나 밤새도록 테이프를 붙이고 잘 수 없다면 어떻게 할까? 자다가 테이프를 뗀다면 적극적인 코 치료가 필요하다.

비강과 부비동 구석구석 숨길을 잘 만들어서 코로만 숨을 잘 쉴 수 있도록 하는 침 치료를 받아야 한다. 비염 수술이나 축농증 수술, 비중격만곡증 수술. 수면무호흡증을 없애기 위한 목젖 절제술, 편도선 절제술, 설근 축소술, 기도 확장 수술은 권하지 않는다.

이 환자의 아내는 코골이가 심한 남편의 모습을 애처롭고 짠하게 바라보기만 했다.

'이 사람이 정말 과로에 시달리는구나.'

코를 골아대는 남편에게 코골이에 대한 불평을 하지 않는 것만이 남편을 위한 일이라고 생각했다고 한다. 아마 많은 배우자들이 이렇게 생각할 것이다. 그러나 '코로 숨을 쉬어야 한다'는 바른 개념으로 접근하는 치료를 받을 수 있도록 해야 한다.

"나는 당신의 남편이 코를 골든지 안 골든지 오직 코로만 숨을 잘 쉴 수 있으면 좋겠다!"

2 부

백세까지 코 아껴 쓰고, 건강하게 숨 쉬는 3단계 해법

해법
1단계

코골이의
실체를 알려면
코의 기능을
완전히 알아야 한다

01

코골이는 비강과
부비동의 피리 소리다

코골이는 드나드는 공기가 유동적이고 좁아진 호흡의 통로를 통과하면서 발생되는 마찰음이다. 호흡의 통로가 좁아지는 구조적인 원인을 살펴보기 위해, 호흡의 통로가 좁아지는 부위를 알아보자.

코는 호흡이 시작되는 첫 관문으로 매우 중요한 부위다. 비염과 축농증이 생기면 코가 막힌다. 알레르기 비염, 만성 비염, 비중격만곡증, 비용종 등의 증상으로 코막힘이 생긴다. 코 뒤쪽 기도가 좁아지거나 막히기도 한다. 소아나 청소년기에는 아데노이드 비대가 가장 많은 원인이다. 입으로 숨을 쉬게 되면 심해지는 구개 양 옆의 편도선의 비대도 문제가 된다. 얼굴 골격의 문제도 구조적인 원인이 되기도 한다. 작은 턱, 뒤로 쳐진 턱, 뾰족해서 양옆으로 좁은 턱 등이 이에 속한다.

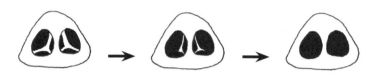

만성 비염, 축농증, 알레르기 비염 등의 질환으로 코막힘이 심해지는 만큼, 코골이 소리가 커진다.

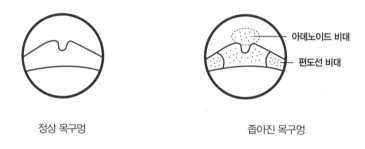

정상 목구멍   좁아진 목구멍

코막힘으로 구강호흡을 하면 목골이를 한다. 목골이가 심해질수록
편도선, 아데노이드, 목젖, 비강인두, 후두인두, 혀뿌리 부분이 상한다.

기능적인 원인도 있다. 먼저, 나이가 들면서 근육의 탄력성이 저하되면 쉽게 입이 벌어진다. 잠만 들면 턱관절이 벌어진다. 만성적으로 입을 벌리고 자면서 목을 골게 되면 목젖과 구개 조직이 손상을 입는다. 나이가 드는 것은 어쩔 수 없는 일이고 관리를 잘해야 할 문제지만, 목골이는 큰 문제이다. 호흡의 통로가 좁아지는 또 다른 원인으로 비만을 빼놓을 수가 없다. 비만은 전체적으로 기도를 좁게 만든다. 뿐만 아니라 점막 밑에 쌓인 지방은 기도 벽의 탄력성을 약화시켜 쉽게 목을 골게 한다.

이렇듯 많은 원인을 밝혔지만, 나의 임상을 통해 깨달은 가장 중요한 원인은 비강과 부비동 공간의 폐쇄이다. 사실 호흡의 통로 중, 가장 중요한 공간을 차지하는 부위는 비강과 부비동 공간이다. 나는 비강과 부비동의 공간이 코골이와 수면무호흡에 있어서 가장 중요한 인자라고 본다.

부비동의 협곡은 필요한 부분에 적절히 공기를 나누어 흐르게 한다. 부비동에 공기가 흐르면서 머리에서 발생한 열이 식는다. 컴퓨터의 환풍기 같은 역할을 하는 것이다. 비강과 부비동을 호흡의 통로라고만 할 수 없는 이유가 여기에 있다. 오히려 오장육부의 기능보다 더 중요한 기능을 하고 있는 숨어 있는 장기다. 정말 대단하고 놀라운 사실이 있다. 부비동에 공기의 소통이 원활하지 않을 때에 코골이가 발생하게 고안되어져 있다는 것이다. 부비동 공간이 수행하는 역할이 너무 중요하기 때문에 코골이를 통해서 부비동 공간의 활동력을 짐작할 수 있게 계획한 것처럼 말이다. 다시 말해서 코골이는 비강과 부비동의 피리 소리로, 대뇌의 과열방지 장치의 고장을 알려주는 신호인 것이다.

[비강과 부비동]

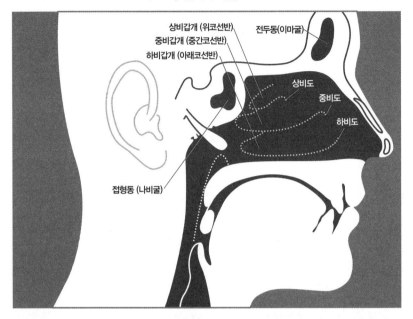

상비갑개 (위코선반)
중비갑개 (중간코선반)
하비갑개 (아래코선반)
전두동(이마굴)
상비도
중비도
하비도
접형동 (나비굴)

비강의 숨길은 상비도, 중비도, 하비도의 세 길이다.
숨길이 모두 원활하면 코골이로 표현되는 피리소리의 마찰음이 발생하지 않는다.

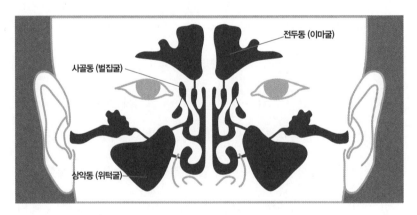

전두동 (이마굴)
사골동 (벌집굴)
상악동 (위턱굴)

비강뿐 아니라 부비동의 숨길이 모두 열려 있고 건강해야 숨을 쉴 때마다 머리가 맑아질 수 있다.
비강과 부비동의 숨길이 막히는 만큼, 코골이 소리가 커지도록 구조되어 있다.

비강과 부비동이 좁아진 만큼 코골이가 커진다

부비동의 공간이 좁아진 만큼 코골이 소리는 커진다. 부비동의 공간이 충분히 살아 있으면 공기는 구석구석으로 흐를 것이고, 바람의 압력은 줄어 마찰음이 생기지 않는다. 베르누이 효과를 일으키는 공기역학의 과학원리이다. 전철이 휙 하고 빨리 지나가면 치맛자락이 전철방향으로 빨려 들어가는 것과 같은 원리다. 비강과 부비동의 공간이 좁아져 있으면 넓을 때보다 바람의 분산이 이루어지지 않고, 좁아진 비강으로 빠른 속도로 공기가 유입된다. 이때 연구개와 입천장의 간격이 빨아 당겨지면서 좁아져 마찰이 일어나 떨리는 소리가 난다. 피리 소리 효과가 나타나는 것이다.

코막힘이 없어서 입을 벌리지 않을 수 있다면, 목젖 자체가 떨리지 않는다. 입천장 공간의 연구개 부분이 떨린다. 이 사실을 알면 그러면 편도선 비대나 비후한 설근, 좁아져 있는 기도 공간보다도 더 선행의 원인이 되는 공간은 당연히 비강과 부비동의 공간에 있다고 말할 수 있다.

지금 코골이 소리를 흉내내보라. 입을 다문 채로 코로 공기의 흡입만 빠르게 하면 코에서 마찰음이 만들어진다.

콧구멍 넓이를 좁히고, 코로 바람을 세게 흡입하면서 연구개 부분을 좁아지게 하면, 입천장이 떨리는 소리를 만들 수 있다. 바람을 더 세게 흡입하면 더 큰 소리를 낼 수도 있다. 입을 벌리고도 가능하다. 입으로 바람을 흡입하면 목젖을 떨리게 하는 재주도 부릴 수 있다. 입을 벌리고 혀를 움직여 목구멍을 좁게 하면, 목에서 숨이 넘어갈 것 같은 마찰음을 만들어 낼 수도 있다. 우리는 콧구멍 입천장과 목젖 혀근육을 의도적으로 조절할수 있다. 편도선을 움직이거나 기관지 성대 부분을 좁혀서 소리를 내는 것이 아니다.

만약 코골이의 원인이 비강과 부비동의 공간에 있다는 중요한 사실이 밝혀져 있었다면, 코골이를 치료하는 데 있어서 최우선 과제는 비염·축농증 해결이었을 것이다. 그러나 많은 코골이의 치료방법은 기도의 호흡 통로 확보에 치중되어왔다. 오히려 비염·축농증은 코골이와 따로 이해 되어져온 부분이 많다. 부비동 공간의 중요성이 인식되어져 있지 않으니 콧구멍으로 숨을 쉬는 데 문제가 없으면 '일단 코는 괜찮다'라고 생각할 수밖에 없다. 그러므로 숨어 있는 공간인 비강과 부비동은 뒤로 한 채,

눈에 보이는 목젖, 편도선, 아데노이드, 혀뿌리를 어떻게 해서라도 기도 공간을 넓히는 코골이 치료를 한 것이다.

비강과 부비동의 공간 확보는 기도를 넓혀주는 쪽으로 치중되어 있는 기존의 수술 방법과는 개념을 달리하여 접근하는 방법이다. 코골이 치료의 가장 궁극적인 목표점이다.

02

모두 알고 있는 코의 1차적인 기능 : 공기 정화

비강과 부비동의 1차적인 기능

비강에는 후각세포가 분포해 있어 냄새를 감지한다. 후각세포는 주로 코의 천장 부분에 분포하며, 후각신경을 통해서 냄새에 대한 정보를 뇌로 전달한다.

또한 비강과 부비동의 공간은 목소리에 관여한다. 목소리가 공명할 수 있는 공간이기 때문이다. 이 공간이 좁아지면 자신에게 들리는 소리가 작아지기도 하며 청력에도 일부 관여한다. 하지만 무엇보다 코의 주요한 역할 중 하나인 호흡에 있어서의 중요한 기능은 공기의 온도조절과 습도조절, 그리고 공기 정화 기능이다.

코를 통해 들어간 공기는 폐로 들어간다. 비강의 상중하 세 개의 비갑개 점막에는 모세혈관과 분비선이 풍부하다. 들이마신 공기의 온도는 코에서 목으로 넘어가는 동안 30~32℃가 되고, 후두나 기관지에 이르면 정상 체온인 36.5℃에 가까워진다.

또 아무리 건조한 공기라 할지라도 코를 통과하면 습도를 75~85%로 조절해서 폐에 공급한다. 이러한 작용들은 코 안으로 공기가 통과해서 폐에 들어가는 순간인 0.25초 만에 이루어진다.

비강과 부비동의 공간이 잘 확보되어 있고 건강한 점막을 가진 사람은 특별히 가습기가 필요 없을 정도로, 온도와 습도를 잘 조절하여 폐에 공급하므로 호흡기 전체를 건강하게 유지할 수 있다.

코에는 코털이 있다. 공기를 가장 먼저 걸러낸다. 콧털을 통과해도 점막에 융단처럼 깔려 있는 섬모는 분당 6mm의 속도로 일정한 방향으로 운동하여 점액층에 포함된 작은 먼지나 세균을 인두로 운반한다.

결국 폐로 들어갈 수 있는 것은 1㎛(마이크로미터) 이하의 입자뿐이다. 꽃가루의 크기가 20~40㎛인 것을 생각하면 공기 중에 있는 대부분의 불순물을 걸러내는 것이다. 이런 기능이 코의 1차적인 기능이다.

코를 제대로 사용해야 몸이 살아난다

알레르기가 일어나는 이유도 이러한 코의 기능을 제대로 사용하지 못하기 때문이다. 즉, 입으로 숨을 쉬게 되면 우리 몸은 걸러지지 않은 먼지, 꽃가루, 세균, 진드기의 무차별적인 공격을 받게 된다.

입에는 코와 같은 기능이 거의 없다. 때문에 입으로 공기를 들이마시면 공기의 습도와 온도는 밖에 있을 때 그대로 몸속까지 전달된다. 당연히 먼지와 곰팡이, 세균, 바이러스 등도 걸러내지 못한다.

코의 1차적인 기능이 잘 유지되면, 감기에 걸리는 일이 줄어든다. 우선, 입술이 건조하지 않고 촉촉하다. 자고 난 아침에 입 마름이 없고, 입

냄새가 없다.

그러나 반대로 위와 같은 증상이 자주 발생한다면, 코 상태가 양호한
지, 코를 잘 사용하고 있는지를 자세히 확인해봐야 한다.

03

아무도 모르는, 그러나 너무 중요한
코의 2차 기능 : 뇌 과열방지

콧속에 드나드는 공기로 뇌의 열을 식힌다

나는 코 질환으로 고생하는 환자들과 대화하면서 많은 내용을 듣는다.
또한 최대한 섬세하고 구체적인 침 치료를 통해 환자들이 느끼는 많은
변화를 보면서 코의 중요성을 절실하게 깨닫게 된다.

코가 가진 정말 중요한 기능은 2차적인 기능이다. 그건 바로 '뇌의 과
열방지'다. 우리의 뇌에서 전달하는 모든 신경 신호 작용은 정전기 자극
과 같으므로 신경 전달 과정에서 열이 발생한다. 컴퓨터와 마찬가지다.

여기에서 발생하는 열은 혈액순환으로 해결하기도 하지만, 컴퓨터의 환풍기와 마찬가지로 열을 직접 식혀주는 구조적인 장치가 있다.

그것이 바로 비강과 부비동이다. 콧속에 드나드는 공기를 이용해 사고와 생명 유지 활동을 할 때 생기는 열을 식혀주는 과열방지 장치로서의 기능을 한다. 비강 내에 상비갑개, 중비갑개, 하비갑개라고 불리는 칸막이는 과열방지 장치의 열 교환량을 늘려주는 구조물이다. 비강과 연결된 부비동의 입구가 가느다란 관으로 되어 있는 것은 코로 숨을 쉴 때 이 관에 베르누이의 효과가 적용되어 부비동 안의 공기가 적극적으로 순환할 수 있도록 하기 위해서다.

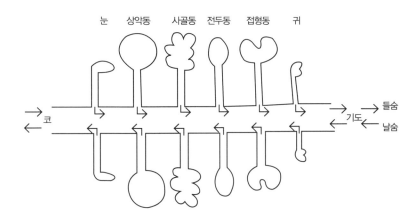

[베르누이의 효과를 설명하기 위한 비강과 부비동의 구조그림]

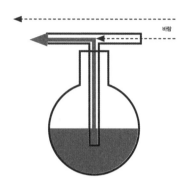

[베르누이 효과가 적용되는 원리]

또한 두피에도 그 기능이 숨어 있다. 두피는 다른 부분의 피부에 비해서 지방층이 없이 얇고 탄력 없는 질긴 조직으로 되어 있다.

그 이유는 열을 저장하지 않고 잘 발산해야 하기 때문이다. 머리 전체 피부 중에 묘하게도 뇌가 있는 부분에만 지방층이 없다.

전두동 - 전두엽의 맞춤형 환풍기

게다가 뇌 분구 중 기억력, 사고력 등을 관장하는 전두엽의 과열방지를 위해서 전두엽이 있는 이마는 지방층이 없는 두피이며, 덧붙여 머리카락도 나 있지 않은 맨살이다.

특히, 전두엽이 있는 이마 두개골 뼈에는 비강과 연결된 빈 공간인 전두동이 있다. 호흡을 할 때마다 이 전두동으로 공기가 드나들어 전두엽의 맞춤형 환풍기 역할을 한다.

전두엽을 얼마나 중요하게 생각하고 있는지 짐작하게 한다. 그래서 전두동으로 공기가 잘 통하면 전두통이 없다. 생각과 판단이 잘 되고 집중력이 좋아짐은 물론이다.

코감기에 걸렸을 때 미간이 아프면 전두동으로 공기가 통하지 않기 때문일 수 있다. 전두동 공간을 사용할 수 있게 하는 치료가 필요하다. 현재 이비인후과에서는 전두동염의 반복적인 고통을 줄이기 위해 전두동 안에 지방을 삽입하여 전두동을 폐쇄하는 치료를 할 때가 있다. 발생학적으로 전두동이 없는 사람이 있다는 이유를 들며, 전두동이 없다 하더라도 생명에는 전혀 지장이 없다고 설명하기도 한다.

이는 전두동이 생명유지에 관련된 공간이라기보다 전두엽의 열을 잘 식히기 위한 구조물이며, 삶의 질에 관련된 공간이라는 것을 이해하지 못하기 때문이다.

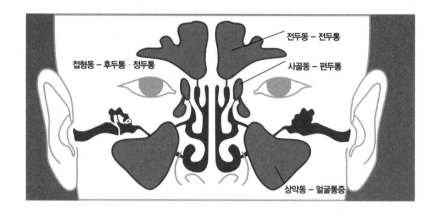

[전두동, 사골동, 상악동, 접형동]

사골동과 상악동 - 안구 맞춤형 환풍기

사람에게 가장 중요한 감각기관은 눈이다. 눈을 통하여 입력되는 정보량이 가장 많기 때문이다. 눈 한번 깜빡할 사이에 들어오는 정보량이 옛날이야기 한 편이 될 정도로 많다. 그만큼 눈의 감각 능력은 상상을 초월한다. 이런 감각을 갖기 위해서 카메라의 필름 부분에 해당하는 눈의 망막은 우리 몸 전체 중에 가장 빽빽하게 신경세포가 분포되어 있다.

망막은 시세포층, 신경절세포층, 신경섬유층 등 10층으로 되어 있다. 이들 제3신경원, 제2신경원, 제1신경원으로 구분하는 신경들이 시신경이 되어 뇌에 정보를 전달할 때 산소요구량이 많아진다. 그래서 망막은 우리 몸 전체에서 단위 면적당 가장 많은 열이 발생하는 조직이다. 혈액 순환으로도 눈의 망막에서 발생하는 열을 식히고 있지만, 해부학적인 구조를 보면 또 다른 과열방지 장치를 장착한 것을 발견할 수 있다.

비강과 부비동이 그려진 얼굴의 앞모습과 옆모습을 보면, 안구를 중심으로 부비동이 위치하고 있다. 눈 밑의 상악동도 눈의 열을 식혀주는 안구 맞춤형 과열방지 장치이고, 눈의 망막 뒷부분에 벌집모양과 같은 사골동도 망막에서 발생하는 열을 식히기 위한 공랭식 과열방지 장치다. 구조적으로 눈 아래에 있는 상악동의 역할도 중요하다. 하지만 눈 옆부분과 뒷부분의 망막에 가깝게 있으며 가장 칸막이가 많은 사골동이 열을 식히는 양이 가장 많은 공간이다. 사골동이라는 이름에서 보듯이 망막에서 생기는 많은 열의 교환량을 늘리기 위해 사골처럼 칸막이가 많은 구조물로 만든 것이다.

사골동의 방 개수는 사람에 따라 다르기는 하지만 좌우 합쳐서 16~30개 정도이며, 사골동의 역할로 눈의 피로를 덜 느끼며 눈을 마음껏 사용할 수 있다. 벌집처럼 생긴 사골동 공간으로 공기가 회오리바람처럼 드나들게 함으로써 망막의 열을 효과적으로 식힐 수 있다. 치료를 하다 보니 안구건조증 환자의 경우, 상악동과 전두동이 뚫려 있더라도 사골동이 막혀 있으면 안구 피로를 많이 느꼈다.

그런데 임상적으로 사골동에 공기가 잘 통하지 않아도 코막힘을 느끼지 못하는 경우가 있어서 안구건조증이 안과 질환이 아니라 코 질환이라는 것을 알기 어려웠을 것이다. 축농증 수술을 할 때, 사골동의 칸막이 구조물을 제거하는 수술을 하는 경우가 있는데, 이는 안구의 열을 식히는 능력을 손상시킬 수 있다.

접형동 - 뇌하수체 맞춤형 환풍기

접형동은 비강의 뒷부분에 있는 부비동으로 호르몬 분비 기관인 뇌하수체를 싸고 있는 모양이다. 바로 뇌하수체 맞춤형 환풍기이다. 접형동은 2살쯤에 사골동이 점차 발달하면서 사골동 뒷부분에 뇌하수체를 감싸 안는 모양으로 만들어지며 공기의 흐름이 사골동으로 이어진다.

호흡을 할 때마다 접형동까지 공기가 순환하고 있으므로 접형동에 공기가 잘 통한다면, 우리 몸 전체의 항상성을 유지하는 호르몬 분비 기능에 최적의 도움을 주게 된다.

공기의 질을 바꾸는 1차적인 기능은 중요하다. 그러나 코의 2차적인 기능은 더 중요할뿐더러 신기하다. 우리 몸을 살아 있게 하고, 움직이게 하는 총사령부인 뇌를 지켜주는 장치다. 그래서 코막힘만 해결하는 것은 치료의 전부가 아니다. 2차적인 기능까지 제대로 작동할 수 있도록 만들어줘야 한다.

코골이
수면무호흡증
발생 부위와 정도를
정확하게 파악하라

01

코골이는
어디에서 생기는가?

코골이 대표적인 발생 부위 : 비강, 목젖, 혀뿌리

숨을 쉬는 것은 횡격막이 수축하면서 폐가 풍선처럼 팽창하게 되고 이로 인해 공기가 빨려 들어가는 현상이다. 코 입구를 들어온 공기는 비강과 부비동을 지나 입천장의 비강인두 부분을 지나, 목구멍을 지나서 성대 부분을 통과하여 기관지를 지나 폐의 깊은 곳까지 들어갔다가 다시 나온다.

그 통로를 지나다니면서 발생하는 소리가 숨소리이고, 공기가 통과하는 자리가 좁으면 마찰음이 발생할 수 있다. 통과하는 부위의 점막이 바르르 떨림을 만들어 낼 수 있는 부드러운 조직이기 때문이다. 기침감기에 걸렸을 때, 천식이 있을 때, 가래가 들끓을 때, 호흡기관에 드나드는 공기 소리가 발생한다. 이때 어느 부위에서 어떤 소리가 나는지를 관찰함으로 그 속에서 무슨 일이 벌어지고 있는지를 짐작할 수 있다.

일단 숨소리는 공기가 통과하는 모든 부분에서 발생할 수 있지만, 공기 마찰음이 발생할 수 있는 특징적인 부위를 세 군데로 좁혀볼 수 있다.

첫 번째, 입천장 부위다. 입을 다물고 코로 숨을 쉬면서 코골이 흉내를 낼 수 있는데, 이때 코골이가 생기는 부위가 입천장 부위이다. 이때는 목젖이 떨리지 않고 입천장 연구개 부위에서 떨림이 발생한다. 비강을 통과한 공기의 바람의 속도와 비강 상태에 따른 변화를 나타내는 마찰음이 발생한다. 이를 비강코골이라고 이름 짓고자 한다.

두 번째, 목젖과 혀뿌리 부위이다. 입을 벌리고 숨을 들이쉬면서 마찰음을 만들어보면, 목젖이 떨리면서 큰 울림이 생기고, 혀뿌리 부분이 목구멍을 좁아지게 만들면서 마찰음이 커진다. 이를 구강코골이라고 이름

짓고자 한다.

한 가지 알아두어야 할 것은 엄지와 검지 손가락으로 코를 쥐고 입으로 숨을 들이쉬면서 만들어내는 구강코골이와 코를 쥐지 않고 그냥 입으로 숨을 들이쉬면서 만들어내는 구강코골이의 소리가 다른 점이다. 이렇게 소리에 따라서 병세가 다름을 짐작할 수 있다.

대부분의 코골이는 비강코골이와 구강코골이를 마음대로 오락가락한다. 코를 골다가 말다가, 비강코골이를 하다가 구강코골이를 하다가, 또 새근새근 숨소리만 내면서 조용히 자기도 한다. 자면서 코로 숨을 쉬다가 입이 벌어지면 입으로 숨을 쉬기도 한다. 제일 심각한 것은 따로 있다. 구강코골이 소리가 커지면서 급기야는 혀가 말려 들어가며 목구멍이 좁아지게 되는데, 심해지면 그 순간 숨이 멈추는 수면무호흡증이 생기기 쉽다. 그때부터는 많은 질병들이 춤을 추게 된다. 이 잔치는 밤에만 벌어진다. 밤의 격렬했던 코골이와 수면무호흡증이 질병으로 이어지게 되는데도, 해가 뜨고 잠에서 깨면 코골이와 수면무호흡증이 사라져버리기에 아무도 본인이 어떤 호흡을 하면서 잠을 자는지 알지 못하는 것이 신기하다.

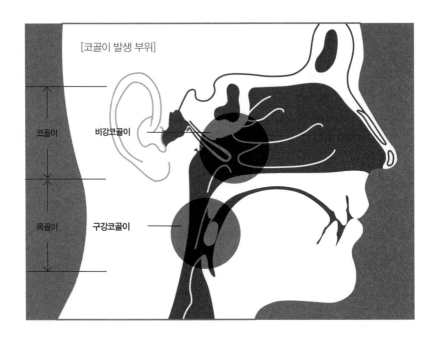

[코골이 발생 부위]

코골이

목골이

비강코골이

구강코골이

① 코골이(비강코골이) : 수면 중 코의 숨길이 좁아져 생기는 코골이 소리로 비강과 부비동이 좁아지는 만큼 코골이 소리가 커진다.
② 목골이(구강코골이) : 코로 숨 쉬는 것이 힘들어지면 입으로 숨을 쉬게 된다. 입으로 숨을 쉬게 되면, 목젖과 혀뿌리 부분에서 마찰음이 생기는 목골이(구강코골이)로 발전한다.

이제 코골이를 구분해야 한다

이제부터는 코골이와 목골이를 구분하여 관찰할 수 있는 눈을 가지기 바란다. 여기에서 다시 코골이를 분류 정리해보자.

① 비강코골이는 그대로 진정한 코골이다.

② 구강코골이는 목골이라고 명칭하고자 한다.

다양한 코골이의 소리 크기와 발생 위치의 구분은 매우 중요하다. 그런데 정작 본인은 잠을 자면서 어떻게 어떤 소리가 어디에서 발생하는지를 관찰할 수 없다. 코골이·수면무호흡증 환자들은 타인의 서술만을 자신의 상태를 판단하는 근거로 삼을 수밖에 없다. 게다가 이 정도로 자신의 건강에 관심이 생겼다고 하더라도 진단과 치료를 모두 병원에 맡기게된다. 이것 역시 심각한 문제 중의 하나다. 코골이에 대한 수박 겉핥기 정도의 일반적인 지식 이외에 다른 충분한 지식이 공유되지 않았고, 또한 지금도 역시 그러하기 때문이다.

이제는 코골이에 관심을 가져보자. 코로 숨을 쉬면서 생명 활동을 하는 지구인의 삶에서 코골이에 대해서 관심을 갖지 않아도 되는 사람은 한 사람도 없다. 코골이는 코 상태를 나타내는 좋은 도구이다. 자신의 코골이는 알 수 없다고 하더라도, 가족의 코골이는 관찰할 수 있지 않은가! 서로의 코 상태를 관찰해보자.

코 건강을 알 수 있는 코골이에 대한 이해는 누구에게나 중요하다.

목젖을 건강하게 만드는 치료

52세 환자분이 코골이가 심해서 치료받으러 오셨다.

"자려고 누우면 숨이 막혀요. 숨이 막히는 게 아니라 목에 뭐가 걸려서 숨을 못 쉬겠어요. 2~3년 된 거 같아요."

처음에는 의자에 앉아서 낮잠 잘 때 그랬는데, 저녁에 잠들기 전에도 가끔 이런 증상이 나타났다. 본인이 느끼기에는 목젖이 부어서 숨쉬기가 좀 어려웠던 것 같다고 한다. 나는 이렇게 설명드렸다.

"목젖이 흔들리면서 엄청 많이 마찰이 일어납니다. 그래서 목젖이 마찰에 의해서 피로해지는데 그런 상태가 반복이 되면서 목젖 자체가 상한 거예요. 아무 느낌이 없어야 되는데 목젖 자체에 어떤 질감이 형성된 것입니다. 그래서 자려고 할 때 근육의 긴장이 탁 풀어지면서 목젖이 입천장 뒷벽에 툭 늘어지게 되면 목구멍을 딱 막는 것처럼 느껴지는데요, 사실 이 느낌은 없는 것이 정상이죠.

왜냐하면 침을 한 번 삼켜보세요. 삼킬 때 내 목젖이 어떤 모양으로 얼마만큼 늘어져 있는지 목젖에 대한 질감을 느끼지 못하는 것이 정상이거든요. 사실은 편도선이 비대해 있어도 편도선에 대한 질감을 못 느끼는 게 정상이구요. 그런데 어느 날 그 목젖이 느껴지는 것은 목젖이 엄청 상해 있다는 거예요. 그것을 잘 치료를 해야 그 느낌이 없어지고 수면의 질이 떨어지지 않죠.

그렇다면 왜 낮에 그 증상을 느끼고 밤에는 느낄 수 없었을까요? 낮에는 낮잠 자려고 할때 의식이 많이 남아 있잖아요. 긴장이 탁 풀어질 때 목젖이 뒷벽에 늘어지는 순간 목구멍이 막히는 걸 순간적으로 느낄 수밖에 없죠. 낮에는 이렇게 긴장된 상태에서 잠을 자기 때문에 그것을 느끼는 것이고, 밤에는 이제 편한 마음으로 누워서 자니까 의식이 떨어지면서 그 순간의 감각을 못 느꼈을 뿐이고요. 목젖에 이상이 생긴 것은 변하지 않고 마찬가지였죠. 그러다가 목젖이 더 상하게 되면 밤에 잠을 자려고 할 때도 그런 느낌을 받게 되는 것이죠."

이 증상은 밤에 입으로 숨을 쉬지 않는다면 생기지 않는 증상이다. 그래서 목젖을 건강하게 만들어주는 치료를 하게 되었다. 몇 번 치료를 받은 후에는 50% 이상, 아니 70% 이상 좋아진 것 같다고 말씀하셨다.

예전에 치료했던 코골이로 목젖을 절제했던 60세 성악가의 탄식이 떠오른다.

"목젖을 다시 자라게 하는 방법은 없을까요?"

목젖이 하는 역할이 있는데, 과도하게 절제되면 삶의 질이 떨어질 수밖에 없다. 목젖이 얼마나 비대해져 있는지, 늘어져 있는지는 문제가 아니다. 그것을 느낄 만큼 상한 점막의 상태가 문제인 것이다.

02

코골이의 단계 :
당신의 코는 얼마나 건강한가?

코골이 단계를 점검해보자

0단계	깊은 잠에 들어도 숨소리가 맑고 코를 골지 않음
1단계	깊은 잠에 빠지기 시작할 할 때 코를 살짝 골다 조용해짐
2단계	간헐적으로 코골이를 반복
3단계	밤새 크게 골다 작게 골다를 반복
4단계	코는 골지 않고 입으로 숨을 쉼
5단계	입을 벌리고 자며 코를 곪
6단계	수면무호흡 증상이 나타남

앞에서 한 번 제시했던 코골이의 단계표이다. 스스로 혹은 주변 사람들의 코골이를 생각하며 진단해보자.

코골이의 0단계는 정말 건강한 단계이다. 밤에 입을 다물고 소록소록 편안하게 잠을 자는 모습은 보는 이로 하여금 미소를 짓게 한다.

1단계의 잠들면서 살짝 코를 고는 정도는 양호한 상태이다.

2단계의 코골이가 살짝 있다가 없다가 하는 단계는 부비동의 공간이 어딘가는 막혀 있는 상태이다.

3단계의 코골이는 밤새도록 코를 크게 골다가 작게 골다가 하는 경우인데, 이는 조금 더 부비동의 공간이 막혀서 좁아지게 된 상황이다.

4단계는 수면 중 구강호흡증으로 코를 골지 않고 조용히 자는 듯하나 입으로 교묘하게 숨을 쉬는 단계이다. 아무도 심각성을 모르기에 코를 골지 않는다고 안심하는 경우이지만, 사실은 코를 고는 것보다 더욱 심각한 증상이다. 3단계보다 부비동의 공간이 더욱 막히게 되면 코로 숨을 쉬는 것이 답답해져 입이 저절로 벌어지게 된다. 입과 코를 동시에 사용하면서 목젖이 떨리지 않게 되어 코 고는 소리가 나지 않는 사람도 있다. 입으로 슬그머니 숨을 쉬게 되면 목젖이 떨릴 수 있는 정도의 음압이 형성되지 않으므로 소리가 나지 않게 되기도 한다. 혹은 코로 숨을 들이쉬고 입으로 '푸우' 하면서 숨을 내 뱉는 경우에도 코를 곤다고 표현하지 않고 있으나 부비동의 공간이 막혀 있는 정도는 3단계보다 더 심하다.

자고 난 뒤에 침을 삼킬 때에 목 안이 건조하게 느낀다든지 목이 칼칼하게 느낀다든지 침이 흘러 있다든지 입술이 건조하다고 느낀다면 입으로 숨을 쉬고 있다는 증거가 된다. 목감기, 편도선염, 감기, 잔기침, 기관지염, 후두염을 자주 앓는 경우는 자세히 짚어볼 일이다. 여름에도 목감기가 두려워 목에 스카프를 두르고 멋을 부리는 스카프족은 코골이의 4단계가 아닌가 의심해보아야 한다.

5단계는 부비동의 공간이 거의 다 막혀 있어서 점점 더 입이 크게 벌어진다. 입을 벌리고 자면서도 목젖이 떨린다. 밤에 잠을 자면서도 피로가 풀리지 않기 시작한다. 이제야 코 고는 것 때문에 피로가 풀리지 않는다고 생각한다.

수면무호흡 증상이 나타나는 6단계는 부비동의 공간과 호흡의 통로의 많은 부분이 좁아져서 심한 호흡 곤란이 나타나게 되는 단계이다. 물론 부비동의 공간이 확보되어서 공기가 통하는 치료를 최우선적으로 해야만 한다.

코골이를 관찰할 때 알아야 할 것들

여기에서 가장 심각하게 생각해야 하는 단계는 4단계이다. 대부분의 경우 자신들이 주로 밤새도록 코로 숨을 잘 쉬면서 자고 있다고 생각한다. 의외로 입이 살짝 벌어진 채로 잠을 자면서 숨소리 없이 조용히 잠을 자는 사람도 많다. 자고 나서 입안이 건조해도 입을 벌리고 잤다고는 꿈에도 생각하지 않는다. 그러나 심각한 수면 중 구강호흡 환자이다.

코골이를 관찰할 때, 주로 코를 고는지 목을 고는지를 관찰해야 한다. 또, 목골이의 경우에도 수면무호흡증까지 나타나게 되는지를 관찰해야 한다.

코골이 단계를 이야기할 때 반드시 밝혀야 할 중요한 내용이 있다. 누구든지 밤새도록 입을 꼭 다물고 자는 것은 불가능하다는 것이다. 그래서 1단계의 코골이라 할지라도 자면서 4단계의 호흡을 하기도 한다. 2단계와 4단계를 왕래하기도 한다. 3단계와 5단계의 코골이를 왕래하기도 한다. 1단계의 상태라 하더라도, 밤에 최대한 코를 잘 사용하기 위해서는 입술이 벌어지지 않도록 입술에 테이프를 붙이고 자는 것이 지혜로운 일이다.

코숨테이프를 붙이고 자기만 했는데 코골이가 아예 없어진 경우도 있다. 사실은 입이 벌어지면서 목골이를 하면서 잠을 잤던 환자의 경우다. 입이 다물어지면서 5단계의 목젖골이가 없어진 것이다. 최소한 입이 벌어지지 않고 잠을 잘 수만 있다면, 자다가 숨이 멈추는 수면무호흡증이 생기는 일이 줄게 된다.

이 모든 코골이 단계에 있어서 무엇보다 중요한 사항이 있다. 얼마나 어떻게 코를 골든 결국 '코로만 숨을 쉴 수 있어야 한다'는 것이다.

비점막어혈증상의 코골이

55세의 남자가 코골이와 수면무호흡증이 심해서 찾아왔다. 코골이 때문에 목젖 절제술을 두 번이나 시술받았다. 보통 키에 매우 뚱뚱한 몸무게를 갖고 있어서 굳이 말하지 않아도 코골이가 심해 보이는 환자였다. 코가 답답해서 비염레이저 수술도 세 번이나 받았다고 한다. 그렇게 열심히 수술을 받았음에도 수면무호흡증이 편해진 것은 느끼지 못하겠다고 한다.

한의원 근처에 사시는 분이라서 "가까운께 기냥 치료받으러 다녀볼라요."하신다. 일단 콧바람을 불어보라고 하니 양쪽 코 모두다 조금 답답하기는 하지만 공기가 통한다. 그런데도 환자는 '코가 꽉 막혀 있다.'라고 표현한다. 대부분의 경우 콧바람이 조금만 통해도 답답하다고 말하지 않지만 비점막어혈증상의 경우 이런 표현을 하게 된다. 비점막어혈증상이 있다면 훨씬 더 치료를 섬세하게 해야하는 증상이다. 석션기로 비강과 부비동 안에 농이 있는지를 확인해보았다. 석션기로 빠져 나오는 농은 거의 없는데, 석션을 하고 나니 코가 더 꽉 막힌다. 알레르기 비염이 있음이 확실하다. 다시 뚫릴 때까지 기다린다. 다시 비강 안을 살펴보니 자그마한 폴립도 보인다. 산 너머 산이다. 그래도 여러 번 비강 레이저 수술을 해서 그런지 공기가 통하기는 하는데, 본인은 코막힘이 심해서 밤이건 낮이건 코로 숨을 쉴 수 없다고 한다. 이런 코골이를 치료할 수 있을까?

일주일에 2번씩 치료를 해나갔다. 처음에 물혹을 몇 번 떼어냈다. 경미했던 알레르기 비염의 증상도 거의 없어졌다. 콧바람은 세지는데 환자 본인은 항상 막혀 있다고 한다. 나는 '다 좋아지니까요, 그냥 속는 셈 치고 치료받으러 오시기만 하면 됩니다.'라고 말했다. 서른 번이 가깝게 치료하니 비로소 숨이 편하게 쉬어진다고 말하기 시작했다. 이제 코막힘이 없다고 한다. 입을 테이프로 붙이고 자면 테이프가 밤새도록 붙어 있단다. 뚱뚱한 분이니, 코골이는 좀 남아 있다. 음주와 피로로 심하게 골 때도 있다. 그러나 입으로 숨을 쉬지는 않으며, 자고 나서 목이 마르지도 않으며 물론 걱정되는 수면무호흡증은 거의 없어졌다.

이 환자의 경우는 비점막어혈증상을 해결하는 것이 환자가 진정 편해지는 코골이 치료의 관건이었다.

03

코골이의 발생 부위와 정도는
건강을 가늠하는 척도가 된다!

코골이는 머리가 맑지 않다는 증거다

코골이의 의미는 치료를 거듭할수록 심오한 뜻이 담겨져 있는 것 같
다. 코를 곤다는 것은 머리가 맑지 않다는 증거이다. 코를 고는 정도와
머리가 맑지 않은 정도가 비례한다고 할 수 있다. 이 글을 읽는 사람 중
에 동의하지 않는 사람이 있을 수도 있겠으나, 치료를 받아서 머리가 맑
아져 보면 고백하게 될 것이다.

"아, 머리가 개운하다는 것이 이런 것이로군요."

"이런 세상이 있었군요."

우리는 건강을 지키기 위해 많은 노력을 하면서도 정말 중요한 대뇌의 기능을 보호하는 코의 환경에 대해서는 무지하다. 코골이는 제발 코에 관심을 가져달라고 외치는 소리다. 밤마다 부르짖는다. 머리도 개운하지 않으니 신경 좀 써달라고! 그것이 코골이다.

코골이는 코가 제대로 기능하고 있지 않다는 의미이고, 코의 기능은 대뇌를 보호하는 것이기 때문이다. 대뇌는 중요하다. 그러므로 대뇌가 기능을 잘할 수 있는 쾌적한 주위 환경은 대뇌 건강뿐 아니라 전신 건강에 정말 중요하다.

우리 뇌의 무게는 몸 전체 몸무게의 1~2%에 불과하다.

70kg의 사람의 뇌 무게는 700~1400g 정도이다.

그런데 이 뇌가 심장에서 나오는 피의 20~30%를 사용한다.

심장에서 나오는 피의 20~30%의 포도당을 사용한다.

심장에서 나오는 피의 20~30%의 산소를 사용한다.

잠시라도 뇌의 혈액순환이 멈추어 포도당과 산소공급이 되지 않으면 치명적 손상을 입게 된다. 우리의 온몸은 이 뇌의 제일 쾌적한 환경을 위하여 노력하고 있다.

뇌하수체의 호르몬은 다른 장기의 상태보다 오로지 뇌의 상태를 최적으로 유지하기 위해 분비된다고 말할 수 있다. 뇌하수체는 뇌 중심에 위치해 있다. 뇌의 상태를 기준으로 호르몬 분비를 컨트롤한다. 우리의 머리가 몸을 움직이기 위해 존재하는 것이 아니다. 머리를 위해서 몸이 존재하는 것이다.

머리가 맑지 않으면 온몸이 무리하게 된다

머리가 맑아지면 온몸이 편해진다. 머리가 맑지 않으면, 온몸을 괴롭혀서라도 머리의 상태를 최적의 상태로 만들려고 한다. 심장도 더 뛰게 하고, 간도 무리하게 일하게 하고, 신장도 열심히 일하게 한다.

머리가 맑지 않을 때 머리를 맑게 하려고 심장이 온 힘을 다하여 노력하기 때문에 혈압이 오른다.

상체와 머리에 열이 많은 사람 중 몸이 차가운 사람이 있다. 상열하한이라고 한다. 머리에 열을 식혀주는 부비동 공간이 확보되어 활성화가 되면, 몸이 따뜻해지기 시작한다. 머리의 열을 식히기 위해 뇌에서는 머리의 열을 식혀 달라는 신호를 전신에 보냈을 것이고 이로 인하여 전신의 몸이 차가워진 것이다. 머리에만 유난히 땀이 많은 사람 역시 부비동 공간이 활성화되어 있지 않을 수 있다. 땀을 내서라도 머리의 열을 식혀주고자 하는 노력인 것이기 때문이다. 이런 식으로 오장육부를 움직이게 하는 것이다.

머리가 맑으면 온몸의 정보를 처리하는 뇌의 기능이 건강하다는 뜻이다. 왕성한 뇌의 활동으로 보다 면역기능이 높아지므로 온몸을 건강하게 유지할 수 있다. 스트레스에 대한 여유가 생기고 너그럽게 감정 처리를 할 수 있는 마음이 생긴다.

그러므로 뇌의 기능을 최적화시켜주는 비강과 부비동의 상태를 가장 직접적으로 표현하는 코골이는 건강의 지표가 된다.

**해법
3단계**

코골이
수면무호흡증을
가장 올바르게 관리하고
치료하는 길

01

코골이 · 수면무호흡증이 얼마나 심한지 스스로 짐작할 수 있는 현상들

숨이 멈추는 순간, 뇌와 심장이 괴롭다

숨 쉬는 소리가 조금 크면 코골이라고 이야기한다. 피곤하면 코를 좀 고는 것은 당연한 일이라고 알고 있다. 코골이 소리가 커도 큰일이 아니라고 생각한다. 코를 크게 골아도 수면무호흡증이 있더라도 주변 사람이 말해주지 않으면 자신이 얼마나 심하게 코를 골아대는지 본인은 모른다. 본인이 느낄 수 있는 심각한 증상이 드러나기 전까지는 본인 스스로는 알 수가 없다. 수면무호흡증은 자다가 숨이 멈추는 아주 위험한 증상인데도 말이다. 심한 코골이를 넘어 수면무호흡증이 오래 되면 특히 대뇌와 심장에 심각한 손상을 입게 된다.

잠을 자는 밤은 휴식의 시간이다. 숨을 쉬는 일 이외에 다른 모든 기관은 최대한 휴식을 취한다. 팔다리 모든 근육까지 긴장을 풀고 쉬어야 한다. 그런데 잠을 자다가 숨이 멈추면 어떻게 될까?

우선 산소 공급이 멈춘다. 이런 순간이 잦아지면 혈중산소포화도가 떨어지는데 산소포화도가 떨어지면 뇌는 제대로 산소공급을 받지 못한다. 그러므로 심장이 열심히 일을 해야 한다. 혈압을 높여서라도 필요한 산소를 공급해야 하는 것이다. 심장에게는 100m 달리기를 할 때처럼 죽을 만큼 최선을 다해서 펌프질을 해야 하는 상황이 된다. 그러나 어느 누구도 심장이 밤마다 강도 높은 야근을 감당하고 있는 줄 꿈에도 모른다.

이런 상황이 밤마다 계속되면 어떤 일이 생길까? 심장의 무리가 되어 부정맥이나 심장 빈맥, 협심증 등 병이 생기고, 자고 일어나면 가슴이 두근두근하고 우리한 증상이 생긴다. 밤마다 뇌에 산소공급량이 떨어지게 되어 기억력이 떨어지고, 집중력이 떨어지고, 업무 처리 능력이 떨어지고, 짜증이 심해지고, 우울한 기분이 들고, 불안해지고, 마음이 답답해져도, 이것이 코골이와 수면무호흡증 때문임을 알기 어렵다.

1년에 한 번, 한 달에 한 번 나타나는 정도, 자다가 숨이 턱 하고 막혀서 잠을 깨면서도 '코를 좀 심하게 골았나 보다.', '아, 오늘은 내가 정말 피곤한 날이었나 보다.' 하고 전혀 심각하게 생각하지 않는다. 열심히 일하던 심장이 일을 감당 못하여 일어난 일임을 모른다. 그러나 이런 증상을 한 번이라도 경험한 적이 있다면 매우 심한 상태라는 것을 알았으면 좋겠다.

코골이·수면무호흡증이 심할 때 나타나는 증상

되돌릴 수 있는 시간일 때를 놓치지 않았으면 좋겠다. 그러려면 코골이와 수면무호흡증의 신호를 알아채야 한다. 그렇다면 어떤 증상이 나타날 때, 코골이와 수면무호흡증이 심하다고 짐작할 수 있을까?

① 입술 건조. 입 마름. 혀 건조. 목 칼칼

자고 난 뒤 입안이 마르고 혀가 건조하고 목이 칼칼하면 코골이와 수면무호흡증이 심할 가능성이 크다. 입으로 호흡을 하게 되면 입안이 마를 수밖에 없다. 자고 일어나서 아침에 가장 먼저 물부터 찾는다면, 이 사람은 본인이 코를 고는지 수면무호흡증이 있는지 모르더라도 무조건 밤에 입으로 숨을 쉬고 있다. 입을 벌리고 숨을 쉬어서 그렇다는 사실을 제발 알았으면 좋겠다.

② 구취

코로 숨을 제대로 쉬는 사람들은 아침에 자고 일어나서 입 냄새가 없다. 그런데 입이 벌어지면 입에 침이 마르게 된다. 그러면 침 성분에 들어 있는 살균력이 떨어져 입 안에 세균번식이 많아진다. 자고 일어난 아침에 입에서 똥냄새가 난다. 자고 나서 아침에 구취가 심하다면 코골이와는 관계없이 '내가 입으로 숨을 쉬었구나.'라고 생각하면 된다.

③ 자주 잠을 깸/잠을 깊이 못 잠

잠을 밤새도록 잘 잔 적도 있었는데, 언제부턴가 푹 잘 수 있는 수면 시간이 자꾸 짧아진다. 자다가 오줌 누러 자꾸 일어나고, 또 잠을 깨면 다시 잠들기가 어렵다. 잠이 들어도 깊이 잘 수 없다. 예민한 성격 때문에 불면증까지 생겼다고 생각할 수 있다. 그렇지만 이런 증상이 생겼을 때, 먼저 '내가 밤에 숨을 제대로 쉬지 못하는 상태가 아닐까?'라고 의심을 해보라. 코골이와 수면무호흡증이 심해져 나타는 결과일 수 있다.

④ 자고 일어나도 피로가 풀리지 않음

언제부턴가 잠을 자고 일어나도 아침이 새롭지 않다. 피로가 그대로이고, 오히려 자기 전보다 더 피곤하다. '나이가 들어서 그런가? 아니면 업무량이 많아서 그런가? 아니면 내가 간이 안 좋아졌나?' 이런 생각을 할 수도 있다. 그러나 간 기능 검사를 하기 전에, 심장 기능 검사를 하기 전에, 보약을 먹기 전에, 영양제를 챙기기 전에, 밤새도록 본인이 어떤 호흡을 하고 있는지 살펴야 한다. 코골이만 줄여도, 수면무호흡증만 줄여도 그간의 어떤 노력보다 나은 효과를 볼 수 있다.

⑤ 아침에 뒷목 결림 혹은 어깨 통증

아침에 뒷목이 결리고 혹은 어깨가 뻐근한 경우가 있다. 잠자기 전보다 뒷목이나 어깨 결림이 심해진 채로 잠을 깨는 것이다. 잠자리가 바뀌거나 잠자는 동안 자세를 잘못 취해서 불편하다고 생각할 수 있지만, 이런 일이 자주 생기면 밤에 제대로 코로 숨을 쉬면서 잠을 자고 있는지를 살펴봤으면 좋겠다.

거북목도 같은 경우이다. 밤에 잠을 자는 자세가 잘못되어서 뒷목이 결린다고 생각하지 않았으면 좋겠다. 밤에 입이 벌어지지 않게 입술에 테이프만 살짝 붙이고 자도 증상이 훨씬 줄어든다. 뒷목 결림이 있는 코골이 환자들의 경우, 코골이를 치료하면 대부분 제일 먼저 뒷목과 어깨의 긴장이 풀어진다고 말한다.

⑥ 밤마다 악몽으로 잠을 깸

누구나 자면서 꿈을 꿀 수 있다. 그런데 어느 날부터 꿈이 좀 잦아지기 시작한다. 쫓기는 꿈, 물속에 빠지는 꿈, 떨어지는 꿈, 싸우는 꿈, 가위에 눌리는 꿈 등 악몽으로 잠자리가 불편하다. 자면서 압박감을 느끼고, 누군가 나를 꽉 조이고, 숨쉬기가 어려울 정도로 도망을 다니는 꿈을 꾼다면, 밤에 숨을 제대로 쉬고 있지 않은 증거다. 몸이 허약하거나 과로와 스트레스가 많아서 그럴 수도 있지만 코골이나 수면무호흡증이 심하면 이런 증상도 나타난다.

⑦ 자고 난 아침에 심한 두통

밤은 모든 피로가 풀리는 시간이 되어야 한다. 자고 나면 아침에 새 몸, 새 마음, 새 기분이어야 한다. 그런데 언제부터인가 자고 일어났는데 머리가 아프다. 감기 기운도 없는데 왜 그러지? 그러나 일어나서 활동을 하다 보면 두통이 가라앉는다. 이렇게 매번 넘어간다. '술을 먹어서 머리가 아픈가 보다, 어제 일을 많이 했나 보다…' 아침에 어떤 증상이든 더 심해져 있다면, 밤새도록 숨을 어떻게 쉬고 잤는지 살펴봐야 한다.

⑧ 체력과 성기능 저하, 기억력과 집중력 감퇴

개운하게 푹 자고 나면 아침에 뭐든지 하고 싶은 욕구와 무슨 일이든지 도전하고 싶고 새롭게 할 수 있는 의욕이 생긴다. 그러나 아침에 눈을 뜨면 더 힘들고 축 처진다면 지난밤에 숨 쉬는 일을 제대로 했는지 살펴보아야 한다. 코골이가 심한지, 수면무호흡증이 심한지, 코로 제대로 숨을 쉬는지, 입으로 숨을 쉬는지를 살펴보아야 한다. 코골이와 수면무호흡증을 치료하면 대부분 성기능이 향상된다.

나이 때문에 정신적인 기능이 떨어지는 것처럼 느낄 때가 있어도 코골이·수면무호흡증을 의심해봐야 한다. 뇌에 산소 공급이 잘 이루어지지 않아 기능이 떨어질 수밖에 없다.

코 건강은 기본 중의 기본이다

나이 탓, 피로 탓, 과로 탓을 하기 전에 가장 기본적인 숨 쉬는 일을 살펴야 한다. 지난밤에 코로만 숨을 제대로 잘 쉬면서 잤는지, 밤마다 제대로 숨을 잘 쉬고 있는지를 가장 먼저 살펴보고 치료해야 하는 것이다. 코골이와 수면무호흡증의 치료를 가장 먼저 해야 한다. 코골이를 고치고 수면무호흡증을 고치는 치료에 있어서도, 코로 숨을 제대로 쉬고 있는지 아닌지를 가장 먼저 살펴야 한다. 코로 제대로 숨을 쉬고 있는지 아닌지, 내 코가 제대로 작동을 하고 있는지 아닌지 살펴 볼 수 있는 표는 다음과 같다.

코	코를 훌찌럭거린다
	코가 자주 막힌다
	코가 건조하다
	재채기를 한다
	코피를 자주 흘린다
입/목	입천장이 가렵다
	입술이 건조해서 입술을 뜯는 버릇이 있다
	입 냄새가 심하다 (특히 자고 난 아침에)
	입천장에 후비루가 있다
	목에 가래가 낀다. 가래기침을 한다
	자꾸 헛기침을 하게 된다. 가래도 없이 마른기침이 잦다
눈	눈이 피로하고 자주 충혈된다
	눈이 가렵다
	눈 밑이 발그스레하다. 다크서클이 있다
	눈곱이 자주 낀다
	눈물이 고인다

	귓구멍이 가렵다
	귀가 멍멍하다. 발살바 테스트 시 이관이 막혀 있다
	항공성 중이염이 있다
귀	중이염이 자주 생긴다
	이명이 있거나 생기려고 한다
	대화할 때 상대의 말을 잘 듣지 못하는 편이다
	청력이 떨어진다
	코골이가 있다. 수면무호흡증이 있다
	잠들기 어렵다
	깊은 잠을 못 잔다
	꿈을 많이 꾼다
	잠을 너무 많이 잔다. 자도 자도 피곤하다
수면	자다 보면 엎드려 자거나 웅크려 자고 있다
	이를 가는 버릇이 있다
	온 방을 돌아다니면서 잔다
	실눈 뜨고 자는 버릇이 있다
	자다가 힘을 주면 다리에 쥐가 내린다

기타 증상	긴장을 하면 손톱을 뜯는다
	앞머리가 지긋이 아프다. 편두통이 있다
	뒷목이 결린다
	거북목이다
	사레에 자주 들린다
	밤에 오줌이 잦다
	한숨이 나온다. 하품이 잦다
	숨이 잘 안내려간다. 가슴이 답답하다
	생리통이 심하다
	생리통이 두통으로 나타난다
	자꾸 혈압이 올라간다
	틱 장애로 오인 받을 정도로 캑캑거리거나 흠흠거린다

02

코골이 치료의 기준선 –
수면무호흡증은 기필코 치료한다

코골이 치료 기준에 대하여

코로 숨을 쉬는 것은 본능이다. 코막힘이 없다면 코로 숨을 쉰다. 입으로 숨을 쉬는 시간이 많다는 것은 코의 숨길 어딘가는 막혀 있다는 것이다. 코의 숨길이 모두 살아 있어야 입술이 벌어지지 않고 코로만 숨을 편하게 쉴 수 있다. 입으로 숨을 쉬던 사람이 결심을 하고 노력을 한다고 해서 코로 숨 쉬게 되는 것이 아니다.

코로 숨을 쉴 수 있는 상태가 만들어지면 노력하지 않아도 저절로 코로 호흡하게 된다. 나의 코골이 치료의 기준은 이렇다.

1. 환자의 수면무호흡증은 기필코 치료해주어야 한다. 코를 잘 치료하면, 수면무호흡증이 먼저 없어진다.

2. 환자의 수면 중 구강호흡은 무조건 없애주어야 한다. 입술이 벌어지지 않게 하는 코숨테이프를 붙이고 밤새도록 떼지 않고 편하게 잘 수 있도록 만들어주어야 한다. 코막힘을 없애는 것은 기본, 뚫려 있는 코도 살펴보고 또 다시 살펴보면서 진정 코를 잘 치료해야 밤새도록 코로만 숨을 쉴 수 있게 된다.

3. 코골이 단계표로 설명을 하면, 코골이를 치료의 목표는 1단계이지만 3단계를 조금 오르내리더라도, 4단계로 넘어가지 않도록 치료해야 한다. 코골이는 봐줄 수 있어도, 목골이는 허용할 수 없다.

치료를 하다 보면 의외로 입으로 숨 쉬며 사는 경우가 너무 많다. 본인도 의식하지 못하는 상태이지만 입으로 숨 쉬는 것은 삶의 질에 있어서 아주 치명적이다.

코를 골았던 사람들이 개운한 아침을 맞다!

그 전에는 코를 안 골았는데, 1년 전부터 코골이가 너무 심하다고 치료를 받으러 오신 62세의 아주머니가 있다. 약간 뻐드렁니가 있어서 가만히 있어도 저절로 입술이 약간 벌어졌다.

치료를 시작하고 부비동에 조금씩 공간이 생기면서 얼굴의 부기가 빠지고 눈매가 부드러워졌다. 목살이 가늘어지고 조금씩 얼굴에 생기가 돌았다. 왼쪽으로 심했던 편두통도 어느덧 없어졌다. 코골이 소리가 조금씩 줄어들고 있다고 말씀하셨다.

한참을 더 치료를 한 뒤 비강과 부비동의 공간이 더 확보되고 나서는 점점 더 입을 다물고 자는 것이 편해지기 시작했고 테이프를 붙여도 밤새도록 전혀 불편함이 없어졌다.

대학교 1학년 신입생 아가씨가 수면무호흡증을 진단받아 치료를 하게 되었다. 부끄럽게도 신입생 환영 M.T를 가서는 코를 심하게 고는 사실을 모든 동기와 선배들이 함께 알아버린 것이다.

코를 치료하는 코골이 치료로 코골이가 점점 줄어 입을 다물고 잠을 잘 수 있게 되었다. 10여 회의 치료 후 '얼마나 좋아진 것 같아요?' 하고 물었을 때, 중간고사 때 잠을 훨씬 덜 자고 공부할 수 있어서 너무 좋았다고 대답을 해주었다. 고3 때도 너무 졸려서 공부를 잘 할 수가 없었는데, 그때 고쳤다면 자신이 입학한 대학교가 달라졌을지도 모른다고 했다.

코골이 치료, 환자의 환한 얼굴을 찾는 보물찾기!

어떤 29세의 청년은 안구건조증으로 고생을 해왔다. 그러나 본인이 코가 안 좋다는 생각은 눈곱만치도 해본 적이 없었다고 한다. 입술이 건조한 이유도 몰랐다. 그러나 나는 목소리만 듣고도 '입으로 숨을 쉬면서 살아왔구나.' 하고 단번에 알았다. 치료 후 코로 제대로 숨을 쉬니 머리가 너무 맑아진다고 했다. 눈의 충혈은 어느덧 없어지고 하루 종일 일을 하여도 그전보다 훨씬 덜 피곤하다고 한다. 물론 코골이도 줄었다.

고시원에서 두문불출, 열공에 빠져 사는 30세의 청년도 코골이가 심하다고 치료를 받으러 왔다. 코를 골기 시작한 지 줄잡아 15년쯤 되었다고 한다. 코를 너무 많이 골아서 고시원에서 쫓겨날 정도라고 했다.

치료만 되면 고시생들이 전부다 몰려올 것이라고 하며, 모두 자기가 받는 치료를 주목하고 있고, 고시원에서 대표주자로 발탁되어 왔노라 한다. 고시원의 평화를 위해 반드시 치료를 해내야 했다.

13회째 치료를 받던 날, 부드러운 아이스크림 한 통과 편지를 동봉하여 들고 왔다. 입에 테이프를 붙이고 자보았는데 7번 중에 4번은 밤새도록 테이프가 붙어 있고, 그런 날은 정말 개운하게 아침을 맞았다고 한다. 눈의 피로도 줄어 공부가 훨씬 집중이 된다고 한다.

그전에는 낮잠을 자고 나면 머리가 더 무겁고 힘들었는데, 이제는 10분만 자도 머리가 개운하고 피로가 풀려 너무 좋다며 합격의 희망이 생겼다 붙었다. 코 고는 소리는 많이 줄었다.

아이스크림은 굵었던 목이 가늘어져서, 짧게 보이던 목이 길어진 것 같아 신이 나서 사 들고 왔다고 한다. 코골이를 치료하는 속에 숨어 있는 보물찾기는 언제나 찾는 이를 즐겁게 한다. 보물이 많이 묻혀 있을수록 즐거움이 더하는 코골이 치료의 보물찾기에는 환자의 환한 얼굴과 미소가 덤으로 주어지고 또 아이스크림도 숨어 있었다.

물론, 코를 골지 않아도 치료는 필요하다

78세 된 어르신이 치료를 받으셨다. 몇 년 전부터 후두염으로 고생을 시작해서, 2년 전부터는 목소리까지 잘 나오지 않아 고생을 심하게 하는 중이셨다. 대학병원에서 한 정밀검사 결과로는 아무 이상이 없었다.

윗니와 아랫니가 뻐드렁니라서 입이 잘 다물어지지 않기도 하거니와, 아주 어릴 때부터 입으로 숨을 쉬어서 뻐드렁니가 된 것 같다고도 하셨다. 콧구멍은 뻥 뚫려 있었기 때문에 코로 숨 쉬는 것에 대해 의심을 해본 적이 없으신 것이다. 그러나 치료를 통해 안에서 막혀 있던 부비동 공간이 하나씩 뚫리면서 그간 고생해온 이유를 알게 되셨다.

입술테이프를 붙이고 자고, 코로만 숨을 쉬게 하는 치료를 받기 시작하면서 조금씩 쉰 목소리가 줄어들면서 목소리가 맑아지기 시작했다. 침 삼킬 때마다 아픈 후두의 통증도 없어졌다. 자고 일어난 뒤 목이 아프지 않으니 신기해하신다.

평생을 입으로 숨 쉬고 사신 이분도 부비동 확보의 치료로 코로 숨을 쉬게 되었다.

"정말 많이 좋아졌습니다. 이제 밤에 코로 숨을 쉬니 정말 자고 난 뒤 개운합니다."

67세의 어르신도 계셨다. 항상 목이 아프고 뻣뻣하여 불편한 느낌으로 30년을 넘게 살아오셨다 하신다. 잦은 편도선염으로 33세에 편도선 절제 수술을 하셨고, 그 이후로 편도선염을 심하게 하지는 않았다. 그러나 침 삼킬 때는 언제나 목이 뻣뻣하고 아팠다. 지금까지는 수술한 후유증인 줄만 알고 참으며 지내오셨다고 했다.

코는 막혀 있지 않았지만 부비동 공간은 많이 막혀 있었다. 불과 3번의 치료 후부터 목이 아프고 뻣뻣한 느낌이 없어지기 시작했다. 부비동의 공간이 하나씩 확보되면서 입으로 숨 쉬던 버릇도 조금씩 없어지기 시작했다.

6번째 치료 후에는 2시간 정도 강의를 하는데도 목이 따갑지 않고 쉰 목소리도 안 난다 하셨다. 그전에는 말을 조금만 해도 목이 따갑고 뻣뻣하여 강의하기가 겁이 났었다고 한다.

입을 벌리고 자는 것은 절대로 버릇이 될 수가 없다. 코가 편해지면 입을 벌리고 숨을 쉬는 시간이 줄어든다. 코로 숨 쉬고 사는 것이 본능이기 때문이다. 코로 숨 쉬기 위해서 결심하고 노력을 할 필요가 없다. 코 치료 후에 코숨테이프를 붙이면 된다.

숨 막히는 느낌 – 구강점막어혈증상

58세의 환자분은 4~5년째 숨이 막히는 느낌 때문에 잠을 잘 수 없어 고생하고 있었다. 처음에는 낮에 낮잠 잘 때만 그랬는데 작년부터는 밤에 잘 때에 기도가 딱 달라붙는 느낌이 들었다. 숨이 막힌 걸 참고 겨우 겨우 잠이 들면 괜찮은데, 잠들기 전까지 그 증상을 견디기가 힘들었다.

그래서 수면제를 먹기 시작했다. 6개월 정도 됐는데 낫지를 않았다. 그러다가 우연히 유튜브를 보고 나를 찾아온 것이다.

"잠이 막 들때 긴장이 싹 풀리면 목젖이 내려앉으면서 기도가 딱 달라붙는 느낌입니다. 숨이 턱턱 막혀요. 몸의 긴장이 풀어질 때 목구멍이 탁 막히는 증상으로 깜짝 놀라서 잠을 깨는 겁니다. 잠을 잘 수가 없어요. 숨이 막혀서 헐떡거리고, 심장이 막 빨리 뛰면서 가슴이 답답해집니다. 그래서 나중에는 결국 수면제를 먹으니까 그런 증상이 없어지는 것 같더라고요. 그런데 수면제 먹는 잠시 동안만 못 느끼는 것이지, 수면제를 먹지 않으면 똑같은 증상이 매번 나타납니다."

침을 한번 맞은 뒤에는 이렇게 말했다.

"잠이 잘 들었고요. 1시간 정도 더 잘 자는 것 같아요. 그리고 목구멍이 조금 부드러워진 거 같아요."

치료를 몇 번 받은 후에는 수면제를 먹지 않기 시작했다. 어느 부분이 답답한지 느껴보기 위해서였다. 이제 목구멍이 턱 막히는 느낌은 정말 많이 없어졌다고 했다.

03

코숨테이프 붙이기 : 입은 꼭 다물고 자라

코로 숨을 잘 쉬는 사람도 코숨테이프는 붙여야 한다

나는 코만 잘 치료하면 저절로 밤에도 입을 모두 다 다물고 자는 줄 알았다. 그런데 결코 그렇지 않았다.

밤에 입이 벌어지지 않도록 입술에 붙이는 테이프를 사용하기 시작하게 된 이유는 비염 치료가 잘 되었는지 아닌지를 판단하는 기준으로 삼기 위해서였다. 코막힘을 치료해나가는 과정에서 낮에는 그럭저럭 코로 숨을 잘 쉬지만, 밤에도 밤새도록 코로 숨을 잘 쉬는지가 궁금했다. 그래서 잠자기 전에 입술에 테이프를 붙이라고 했다. 밤새도록 입술에 붙어 있는 테이프를 떼지 않고 잠을 잘 수 있으면 진정 치료가 잘 된 것이라고 판단했다.

입술에 붙어 있는 테이프가 전혀 불편하게 느껴지지 않으려면 대충 코가 시원한 정도로는 부족했다. 하비갑개만 치료하는 정도로는 밤새도록 입술에 테이프를 붙이고 자는 것이 어려웠다. 중비도와 상비도로도 숨길이 제대로 만들어질 수 있도록 더 섬세하고 정밀하고 깊숙한, 적극적인 치료가 필요했다.

치료 초기에는 잠을 자면서 언제 테이프를 뗐는지를 알지 못한다. 그동안 얼마나 입을 벌리고 잤었는지를 그제야 비로소 알게 된다. 어느 날은 테이프가 머리카락에 붙어 있고, 어느 날은 손가락에 돌돌 말려 있고, 어느 날은 이불에 붙어 있고, 어느 날은 침대머릿장에 붙어 있다고 말한다. 어떤 환자는 입술에 붙이고 잔 테이프를 강아지가 떼어서 물고 있었다고 했다.

이렇게 입술에 붙인 테이프를 자기도 모르게 떼어내다가 어느 날부터는 입술에 그대로 잘 붙어 있게 된다. 그러면 비염 치료가 정말 아름답게 완성되었다고 판정을 내린다. 그 다음부터는 더 이상 테이프를 붙이라고 지도하지 않았었다.

그런데 아니었다. 밤새도록 테이프를 떼지 않고 잘 수 있는 사람이라 할지라도 밤새도록 입을 꼭 다물고 자는 것은 불가능한 일이었던 것이다. 대부분 자신이 얼마만큼 코를 골고 자는 줄 모르는 것처럼, 자신이 얼마나 입을 벌리고 자는지 전혀 모른다.

평상시에 코막힘이 없이 입술 테이프를 붙이지 않아도 밤새도록 코로만 숨을 쉬면서 잘 수 있는 사람이라 할지라도 어떤 날은 입을 벌리고 잘 수도 있다. 만약의 경우를 대비해서 항상 입술에 테이프를 붙이고 잠을 잔다면, 밤에 자기도 모르게 입을 벌리고 자는 시간을 줄일 수 있을 것이다. 코숨테이프가 반드시 필요한 지점이다.

코숨테이프는 치료의 결론

나는 환자들에게 이렇게 말한다.

"제가요, 한 30년 동안 코를 치료해왔는데요. 코를 아무리 잘 치료해도 밤에는 입이 벌어지더라구요. 코가 아무리 괜찮아도 잠을 자는 동안 내내 입을 꼭 다물고 자는 것은 불가능하니, 코숨테이프를 꼭 붙이고 자야 합니다. 죽는 날까지 하루도 빠짐없이 매일매일 잘 붙이고 주무셔야 합니다."

그리고 그동안 입으로 숨을 쉬면서 살아온 증거를 보여주겠노라고 말하면서 거울로 본인의 입안을 관찰하게 한다.

1) 일단 입술이 건조한지를 살핀다. 입술이 건조하면 안 된다.
2) 잇몸을 본다. 치아와 잇몸의 경계선의 색을 살핀다. 불그스름한 기운이 있으면 안 된다. 건강한 선분홍색의 잇몸과 비교하면서 입으로 숨 쉬지 않으면 훨씬 더 잇몸이 건강하게 오래도록 유지될 것이다.
3) 자고 일어나서 아침에 구취가 심하다면 밤새도록 입을 많이 벌리고 잔 증거이다. 코숨테이프를 붙이고 자면 당장 구취가 줄어든다.
4) 아침에 입안이 건조하면 그것도 입이 벌어진 증거이다. 혓바닥이 갈라지는 것도, 목구멍이 칼칼한 것도 마찬가지이다.
5) 편도선 부위가 발그스름하게 충혈되어 있는지도 살핀다. 밤에 입으

로 숨을 많이 쉬어서 그렇게 된 것이다. 적어도 1년 동안은 코숨테이프를 붙여야 편도선 부위의 충혈감이 사라진다.

6) 입으로 숨을 쉬면 가래가 끼어 있는 듯이 느껴지는 구강인두 부분이 충혈되고 부어 있는 것이 보인다.

나이가 들어서도 귀가 건강하려면 코숨테이프를 붙여야 한다고 전한다. 이관은 입천장 비강인두 양쪽에서 귀로 연결되어 있기 때문에 입으로 숨을 쉬는 것으로 목구멍이 칼칼해지는 것처럼 이관도 상하게 된다.

코숨테이프는 치료의 완성이다.
코숨테이프는 내 치료법의 결론이다.

치료를 아무리 잘해도 코숨테이프의 효과를 따라가지 못한다고 말할 정도이다.

코 치료는 누구에게나 꼭 필요한 것은 아니다. 그러나 코숨테이프는 누구에게나 반드시 필요하다. 입술이 벌어지지 않도록 입술에 테이프를 붙이고 자는 것은 누구에게나 옳은 일이다.

04

식염수 코 세척 :
스스로 코골이를 관리하는 방법

코 세척은 코 건강 관리의 시작이다

"코를 소금물로 세척하는 것이 좋은가요? 소금물 세척 꼭 해야 되나요?"

나는 많은 환자들을 통해서 코 세척이 비염과 축농증 관리에 얼마나 효과가 있는지를 알게 되었다. 이는 그대로 코골이 관리법이 된다.

코 세척을 하시는 분들은 코 세척이 꼭 마약과 같다고 말한다.

코 세척을 하지 않으면 뭔가 빼먹은 것 같고, 꼭 코 세척을 해야 하루의 일과가 시작된다고 말을 하시는 분들도 있다.

78세의 할아버지가 내원하셨다. 축농증 수술을 4번이나 하신 분이시다. 소금물로 코를 세척을 하지 않으면 답답해서 견딜 수가 없다고 하신다. 코 세척을 시작한 지는 6개월 정도인데 그래도 감기 걸리면 묽고 샛노란 콧물이 흘러서 너무나 신경이 쓰이셨단다. 누런 코를 근본적으로 없앨 수는 없냐며 또 수술을 해달라고 병원에 갔더니, 병원에서는 수술을 안 해준다고 했다는 것이다.

CT 사진을 살펴보니 오른쪽 상악동 아랫부분에 농이 약간 눌어붙어 있는 듯이 테두리를 형성하고 있었다. 이렇게 남아 있는 농이 감기에 걸리면 노란 콧물을 만들어내기는 하는데, 그 정도는 수술을 할 필요가 전혀 없는 상태였다. 그리고 감기에 걸렸을 때만 노란 코가 나오니, 지금은 평상시에 소금물로 세척하면서 코를 건강하게 관리하는 것은 정말 중요한 일이라고 말씀드렸다. 그랬더니 할머니께서 코 세척을 너무 많이 하는 것 아니냐고 걱정하신다.

그래서 "걱정하지 마시고, 따끈한 물로 농도를 잘 맞추어서 해오시던 대로 관리를 계속하시면 좋겠다."라고 덧붙였다. 그랬더니 할아버지는 "왜 따뜻한 물로 소금물 세척을 해주라고 가르쳐주는 데가 없는가? 처음에는 그냥 미지근한 물로 코 세척을 했다가 더 고생을 했는데, 물 온도가 따끈하니까 훨씬 코에 좋았다."라고 하셨다.

소금물 코 세척은 스스로 코 건강을 관리할 수 있는 좋은 방법이다.

안전하고 효과적인 코 세척법 6단계

그러면 코 세척을 어떻게 해야 할까?

첫 번째, 생리식염수를 사용한다.

생리식염수를 사서 써도 되고, 집에서 생리식염수의 농도를 맞추어서 만들어 사용할 수도 있다. 소금물을 써도 되는데, 요즘에는 제품으로 나와 있어서 적량의 물에 개별 포장된 소금 한 봉지를 넣으면 농도가 맞는 소금물을 만들 수 있다. 콧물과 같은 농도의 생리식염수 농도는 중요한 조건이다. 집에서 소금물 농도를 정확하게 맞추기 어려울 때는 염도측정기를 이용해보는 것도 안전한 방법인 것 같다.

환자분 중에 염도측정기를 사서 코 세척을 하는 분이 있었다. 대충 0.9% 소금물 농도에 맞춰서 세척을 하는데, 정확히 맞추려면 시간이 걸린단다. 그래서 조금씩 농도가 달라지는데, 0.9% 농도에 맞춰서 세척을 했을 때는 코에 아무런 부담 없이 이물질이 나오고 끝난다고 한다. 그런데 0.9%보다 조금 더 진한 0.95~1.0% 정도의 소금물로 세척했을 때는 이물질이 빠지고 나서 코가 조금 더 시원하게 느껴지기는 하지만, 오히려 코가 건조하게 느껴지는 경향이 있단다. 농도가 묽을 때는 코 세척 후에 콧물이 조금 많아지는 것 같기도 하단다.

두 번째, 세척하는 소금물의 온도가 중요하다.

36℃ 정도로 맞춰서 하는 것이 코에 가장 안전하다. 손에서 따뜻하다, 따끈한 정도의 온도의 물을 쓰면 코에서도 따뜻하게 느끼는데, 이것이 비점막을 피곤하게 하지 않고 안전하게 세척할 수 있는 온도다. 수영장에서 차가운 맹물이 코로 들어가면 코가 맵다. 코가 더 막히기도 한다.

세 번째, 생리식염수를 만드는 경우에는 소금이 중요하다.

소금은 깨끗한 천일염을 사용하면 된다. 다른 것이 첨가되지 않은 소금이 안전하다. 콧물과 같은 조건을 만드는 것이 관건이다. 코를 치료하는 성분이 들어 있는 것이 좋다고 생각할 수도 있지만, 어떤 자극도 없게 하는 것이 안전하다.

네 번째, 코 세척하는 물의 양이다.

약국에서 구입할 수 있는 생리식염수 한 병의 양은 1L이다. 코를 세척하다 보면 약 300~500cc 정도를 사용하게 된다. 그 정도 양이 되어야 코 안의 이물질이 빠져나오고 코가 시원하게 느껴지는 것 같다. 만약 물이 남아도 남겨놓았다가 사용하지 말고 버려야 한다.

다섯째, 코에 소금물을 넣는 방법이다.

한쪽 코를 막고, 소금물이 들어 있는 용기에 반대쪽 코를 소금물에 닿게 하여 숨을 길게 들여 마신다. 최대한 코로 소금물을 많이 들여 마시는 것이 관건이다. 그래야 이물질이 많이 제거가 된다. 반대쪽도 그렇게 한다. 점점 코 세척하는 실력이 늘면, 조금 더 빠른 속도로 짧게 짧게 호흡을 끊으면서 소금물을 들이마실 수 있다. 소금물이 빠르게 흡입되면서 코 안을 더 잘 씻어낼 수 있다.

여섯째, 코 세척하는 횟수다.

처음에는 아침, 저녁에 세수할 때 같이 하는 것이 좋다. 여의치 않다면 저녁에 잠자기 전에 한 번만이라도 규칙적으로 할 수 있으면 좋겠다. 특히 감기 중에는 코를 풀어내고 싶을 때마다 코 세척을 하고 싶어진다. 콧물과 같은 온도와 농도의 소금물이라면 비점막을 피로하게 만들지 않고 안전하게 코 세척을 할 수 있다. 자주해도 좋다. 코를 시원하게 잘 풀어낼 수 있는 것이 코감기를 빨리 좋아지게 할 수 있는 한 가지 방법이 되기도 한다.

비점막은 공기가 맞닿는 겉피부이다. 얼굴 세수하듯이 비점막도 세척해내는 낼 수 있는 겉피부인 것이다. 코 세척으로 코 안에 붙어 있는 세균이나 곰팡이와 먼지 등의 작은 물질을 같이 씻어낼 수 있기 때문에 병이 심해지는 것을 막을 수 있고 좋은 상태를 유지할 수 있다. 코 세척을 열심히 하면서 코 건강을 유지하고 있는 분들을 통해서 느끼는 점은 이것이다.

"코도 정말 노력하는 것만큼 건강이 유지되는구나! 노력하면 되는구나!"

소금물 코 세척 방법은 코의 건강을 유지 관리하는 훌륭한 방법이다. 그것으로도 숨 쉬는 데 부족함을 느끼면 코 치료가 필요하다. 치료 이후에도 코를 건강하게 유지하는 것에는 또 소금물 코 세척 방법이 도움이 될 것이다.

황사철을 현명히 보내는 방법

황사철에는 비염과 축농증 등 호흡기 질환이 심해진다. 비염과 축농증이 심해지면, 코골이와 수면무호흡증이 심해지고, 특히 어린아이들의 코골이 수면무호흡은 심각해진다.

황사가 심해지면 황사의 미세먼지로 인해 비점막이 자극되어 농이 많아지고 코가 막힌다. 황사로 인해 코를 자주 풀게 되고, 코감기에 걸린 듯이 수면 중 코로 제대로 숨을 쉬지 못하게 된다. 코막힘이 심해 수면 중 입이 벌어지게 되면 그것이 바로 수면무호흡이 생기는 과정이 된다.

봄철 어린이 코골이는 편도선 비대가 원인이라기보다 황사로 인한 코막힘이 1차적인 원인이다. 코막힘을 제대로 치료해주면 편도선이 비대하더라도 코로 숨을 쉬게 되며 입이 다물어진다. 어른의 경우 편도선이 비대하지 않더라도 코를 고는 경우가 많다. 낮에는 코로 숨을 쉬지만 밤에 코를 골며 입이 벌어지게 되고, 심하면 수면무호흡이 생긴다. 밤에 코가 막히지 않도록 제대로 치료해주면 수면무호흡이 없어지고 코골이 소리가 줄어든다.

황사철에 코골이가 심해지는 원인을 코에서 찾을 수 있으며, 황사는 비점막에 부종을 일으켜 코막힘을 가중시킨다. 황사가 있을 때, 코막힘이 심해져 입으로 숨을 쉬게 되면, 기관지에 직접적으로 황사 미세먼지가 들어가게 되어 기관지염 천식을 일으킬 수 있다.

황사철과 미세먼지가 많은 계절에 코숨한의원에서 권하는 코 관리 방법은 코 세척과 자가석션의 방법이다. 코 치료 임상에서 만나는 많은 환자분들에게 배우기도 한다.

제대로 치료를 받았다고 할지라도 대부분 두세 달 시간이 지나면서 코가 다시 나빠진다. 그런데 굉장히 오랜 시간, 20년이나 축농증으로 고생하다가 치료를 받은 후에 계속 몇 년 동안 코 건강 상태를 유지하셨던 52세 환자분이 있다. 건강 유지 비결을 물었을 때 "원장님께 배운 코 세척과 석션법이 제게는 생활입니다."라고 대답하셨다. 이분 말고도 치료 후에 코 건강 상태를 유지하는 분들 중에는 코 세척을 생활화하시는 분들이 많았다.

평상시에 코 건강 유지를 위해 생리식염수 코 세척을 생활화해보자.

생리식염수를 미지근하게 데워서 코 안을 통과시키면 코 안의 불순물과 같이 다시 코 밖으로 나오게 된다. 세척 후 부비동까지 음압을 걸어 진공청소기처럼 불순물을 빼내는 석션법을 사용하면, 비강뿐 아니라 부비동 공간까지 확실하게 세척이 된다. 외출로 코 안에 먼지가 낀 듯하면, 코 세척과 석션으로 먼지를 털어내서 코 건강을 지켜보자.

코숨한의원에서는 코 세척과 석션을 잘 해낼 수 있도록 교육하고 있다. 편리하게 이용하시면 좋겠다.

(알레르기 비염의 환자의 경우 코 세척과 석션으로 자극이 되어 코가 더 막히는 경우가 대부분이다. 아쉽지만 알레르기성 비염 환자는 코 세척이 어려울 수도 있다.)

05

가습기 사용 :
코골이 치료의 끝에 가습기가 있었다

겨울에 코골이가 심해지는 이유

겨울에 수면무호흡증이 심해진다는 통계발표를 볼 수 있다. 나는 겨울이 되면 아무래도 추위 때문에 코막힘이 더 심해질 수 있으니, 여름보다는 겨울에 코골이가 더 심해지는 것이 아닐까 해석을 했었다. 그런데 임상을 통해 코막힘에 변화가 없어도 건조한 공기는 코골이를 심하게 만드는 조건이라는 사실을 알게 되었다.

심한 코골이와 수면무호흡증이 걱정스러웠던 환자분을 치료해왔다.

그때는 50대 초반이었고 5년이 지난 지금은 50대 후반이다. 그 당시 자고 나서 입안이 마른 지는 10년이 넘었다고 했고, 수면다원검사 RDI 수치는 13.5였다. 목가래가 심했었고, 20대 전부터 항상 편두통이 심했다. 이분이 가장 괴로운 것은 주변인들을 통해서 자주 듣는 심각한 코골이와 수면무호흡증이었다.

해외출장 업무가 많고, 외부인과 잠을 잘 일이 많아서 코골이가 골칫거리였다. 이분은 입천장 길이와 목젖이 길고 목구멍과 하비도가 좁았다. 선천적으로 코를 잘 골 수 있는 조건을 갖고 있었다. 안타깝게도 아예 코를 골지 않는 사람으로는 만들어드릴 수는 없을 것 같았다.

그분은 시간이 날 때마다 일주일에 한 번, 혹은 한 달에 한 번 정도씩 계속 치료를 받았다. 입술에 테이프를 붙이고 잘 수 있을 정도가 되면서는 수면무호흡증이 거의 없어졌다. 20번 정도 치료 후에는 30% 수준의 코골이 상태를 유지했다. 한두 시간 정도 코를 골고 잘 자는 수준이다.

그런데 겨울이 되자 코를 많이 골게 된 것 같아 물었다.

"지금 사시는 곳이 공기가 건조한가요?"

새로 이사 간 아파트가 고층인데, 예전보다 집안 공기가 굉장히 건조하다고 대답했다. 나는 가습기를 꼭 써야 한다고 지도했다. 그리고 가습기를 써보고 코골이가 어떻게 변화되는지를 꼭 말해달라고 했다. 결과는 기대한 대로, 그리고 예상한 대로였다. 가습기를 틀었을 뿐인데 코골이가 20% 수준 정도로 툭 떨어지고, 수면의 질이 훨씬 좋아졌다고 했다.

그리고 한 달 만에 다시 와서 이렇게 말씀하셨다.

"친구들과 유럽 여행을 다녀왔는데, 친구들과 같은 호텔방을 쓰는 것이 몹시 걱정스러웠거든요. 그래서 제가 가습기를 들고 갔어요. 호텔 방에서도 가습기를 머리맡에 틀고 잤죠. 정말 코골이가 줄었어요. 친구들도 잠을 잘 잘 수 있었다고 하네요."

건조한 공기는 호흡을 힘들게 만든다

그렇다면 건조한 공기는 왜 코골이를 심하게 할까?

코가 좋아하는 습도는 70~80% 정도의 습도이다. 왜냐하면 비강을 통과한 공기는 70~ 80% 정도로 가습이 되어 폐로 공급되기 때문이다. 차가운 공기를 36.5℃로 데워주는 역할도 한다. 그와 동시에 비강과 부비동 점막의 열을 빼앗겨 공기가 지나간 부분은 상대적으로 식는다.

이때, 물기가 묻어 있는 자리에 바람이 지나가면 더욱 시원한 것을 느끼는 것처럼, 코 점막이 촉촉할 때 훨씬 열교환량이 많을 것이다. 코 점막의 분비기능이 충분하여 건조한 공기에도 촉촉함을 유지할 수 있다면 문제가 없다. 그러나 그렇지 않다면 비강과 부비동을 통과하는 공기의 흐름만으로 만족할 만한 열교환이 이루어지지 않을 것이다.

그래서 건조한 공기는 머리를 맑게 하는 호흡으로 연결되지 않는다. 오히려 비강이 넓어도 건조한 공기를 호흡하면 훨씬 더 강력한 코골이가 발생될 정도이다. 뇌가 자율신경을 조정하여 입천장 연구개의 근육을 긴장시켜서 비강과 부비동을 통과하는 바람을 세게 만들기 때문에 코골이가 커진다. 그러므로 충분히 가습이 된 공기를 호흡할 수 있다면 열교환에 도움이 될 것이다.

코골이를 없애주는 가습기 꿀팁

"오뉴월 감기는 개도 안 걸린다."라는 속담이 있다. 음력 5월, 6월 다시 말해서 양력 7~8월의 고온다습한 공기는 코로 숨을 쉬나, 입으로 숨을 쉬나, 호흡기 점막에 정말 편안한 공기이다. 그런데 나는 이것이 감기에 만 해당하는 속담인 줄 알았다. 비염과 축농증을 관리하기 위해서 필요한 공기의 온도와 습도 기준이라고만 생각했다. 그러나 지금은 코 점막이 건조한 환자들에게, 자고 나서 입이 건조한 사람들에게, 편도선염에 자주 걸리는 사람들에게, 특히 마른기침을 많이 하는 환자들에게는 가습기를 꼭 사용해야 한다고 신신당부를 해오고 있다.

"방에 수건을 꼭 널고 자요."
"집안이 건조해서 빨래를 실내에 널죠."
"실내에 화분을 둡니다."
"가습기 쓰고 있습니다."

이런 노력들도 사실 코의 기준에서는 만족스럽지 않은 경우가 대부분이다. 그러면 가습기는 도대체 어떻게 써야 하는 것일까?

① 초음파 가습기

가장 간편한 가습기로 적절하게 사용하면 좋다. 초음파 가습기를 써서 습도를 많이 올리려고 하면, 공기의 습도가 올라가는 것과 함께 물이 흥건해질 정도로 바닥을 적신다. 수건을 밑에 깔고 가습기를 써야 하는 상황이 되기도 한다.

② 가열식 가습기

가열식 가습기는 물을 끓여서 습도를 높이는 방법으로, 겨울에는 난방기의 역할도 하여 한겨울에는 오히려 좋을 수도 있다. 그런데 밤새도록 뽀글뽀글 물 끓이는 소리에 익숙해져야 한다. 소음을 잘 견딜 수 있다면 한겨울에는 가열식 가습기가 좋겠다.

③ 가열식 초음파 복합 가습기

그래서 추천할 수 있는 것이, 50~60℃ 정도로 물을 데워서 초음파로 분무해주는 가열식 초음파 복합 가습기다. 이 가습기는 습기가 방바닥에 내려앉지 않아서 좋고, 가습량도 충분하게 조절할 수 있다.

한겨울에는 가열식 가습기를, 봄가을에는 가열식 초음파 복합 가습기를, 날이 따뜻한데 가습이 필요하다면 초음파 가습기를 권한다. 그래서 가습기도 계절별로 맞추어 여러 가지를 사용할 수 있으면 좋겠다.

가습기때문에 생기는 곰팡이는?

그런데 문제가 또 한 가지 있다. 습도를 50% 이상 유지하기가 쉽지 않다는 것이다. 방 전체의 습도를 높이려면, 4리터 용량의 큰 가습기로도 부족할 수 있다. 코가 좋아하는 습도를 맞추려면 최소한 습도가 50% 이상은 되어야 하는데, 방 전체를 밤새도록 50% 이상으로 습도를 맞추기는 어렵다. 겨울에 창문에 맺히는 물방울로 창틀에 곰팡이가 피고, 방 전체에 습기가 차서 오히려 걱정을 더할 수 있다.

깜짝 놀랄 만한 방법이 있다. 바로 수면 텐트이다. 침대 위나 이불 위에 수면 텐트를 설치하고 그 안에 작은 가습기를 설치한다. 방 전체를 가습할 필요 없이 수면 텐트 안의 공간만 습도를 높이면 되기 때문이다. 수면 텐트 안에서는 가습기 용량이 클 필요가 없다. 밤에 잠자는 6시간 정도만 가습을 할 수 있을 정도면 좋다. 2리터 정도의 물탱크 크기로 선택하면 좋을 것 같다.

나는 수면 텐트와 가열식 초음파 복합 가습기를 권한다.

가습기에 사용하는 물은?

정수기 물을 써야 되는지, 수돗물을 써도 되는지 그것도 궁금할 것이다. 밤새도록 맑은 물로 가습이 되는 것이 코에는 정말 좋을 것이다. 수돗물보다 정수기물이 더 좋을 수 있다.

그런데 이보다 큰 문제는 가습기에 끼는 물때와 곰팡이다. 매일 가습기 청소가 필요하다. 수돗물을 쓰면 이삼일 정도에 한번씩 청소를 해도 곰팡이가 피는 일이 줄어든다. 수돗물 자체에 들어 있는 약간의 염소 성분 때문이다.

그래서 부지런한 사람은 정수기 물을 쓰는 것이 좋고, 이삼일에 한 번씩 가습기 상태를 확인하면서 청소를 할 사람들은 수돗물을 쓰는 것도 좋다. 가습기 안을 잘 살펴보고 매일매일 깨끗한 상태를 유지하는 것이 가습기 사용에 있어서 중요한 일이다.

나는 코를 치료하면서 더욱 더 적극적으로 가습기를 쓰게 되었다. 코 건강은 몸 전체 건강에 있어서 정말 중요하다. 그렇다면 더더욱 늙어 죽을 때까지 오래오래 코로 잘 숨을 쉬는 데 불편함이 없어야 할 것이다. 코를 아끼고 보호하면서 사용하는 것이 정말 중요하다.

나는 가습기를 사용하면 코골이가 줄어든다는 사실을 코골이 환자들을 통해 매번 확인하고 있다. 그전보다 코를 많이 골게 되었다면 코를 아끼기 위해서 정말 필요한 것이 가습기이다.

06

감기에 안 걸리는 법
= 코골이 안 하는 법 = 코 건강법

감기에 잘 걸리는 체질이라고? 감기는 입으로 들어간다!

보통의 건강을 타고난 평범한 사람들의 병치레는 감기와 배탈이다. 대표적인 병이 두 종류뿐일 수밖에 없는 이유는 몸 바깥에서 몸 안으로 들어가는 것이 두 가지이기 때문이다. 공기와 음식이 밖에서 몸 안으로 들어온다. 살기 위해서는 숨을 쉬어야 하니, 호흡을 통해서 산소를 공급받는다. 살기 위해서는 밥을 먹어야 하니, 배고플 때 밥을 먹는다. 직접적으로 외부 자극을 받는 기관에 제일 쉽게 병이 생기는 것이 당연하다.

소화기 질환은 하루 세끼를 제시간에 잘 먹고, 어떤 음식이 위와 장에 좋은지를 잘 가려서 먹으며, 탈나지 않도록 잘 관리하면 된다. 그러면 호흡기 질환의 병은 어떻게 조심해야 할까? 음식은 가려서 먹을 수도 있지만 공기를 어떻게 가려서 먹을 수 있단 말인가? 공기는 어떻게 가려서 먹을까?

나는 오랜 기간 코를 치료하다 보니 공기를 가려 먹을 수 있는 상식이 생겼다. 나도 어렸을 때 그렇게 몸이 건강한 편은 아니었다. 그래서 어릴 때도 호흡기 질환으로 고생했다. 나이가 들면서 임상을 하면서 호흡기 질환으로 힘들어하는 환자들을 볼 때마다 생각했다. '나도 나이가 들면 다시 고생을 할 수밖에 없겠구나.' 그런데 지금은 어렸을 때 고생한 것이 호흡기를 어떻게 관리해야 하는 것을 몰랐기 때문이라고 생각한다. 답은 이렇다. 공기를 가려먹으려면 고온다습한 공기를 코로 먹으면 된다.

감기의 치료에 있어서 가장 중요한 내용은 밤을 어떻게 보내느냐에 달려있다. 앞에서 말한 것처럼 온도 조절, 습도 조절을 해야 한다. 고온다습이 중요하다. 고온다습한 공기는 입으로 숨을 쉰다고 해도 호흡기 점막에 편안한 공기이다. 그래서 감기에 걸리지 않는 것이다. 그러나 겨울의 건조하고 차가운 공기는 입을 통해서 기관지를 지나면 몸은 바로 감기하게 되는 것이다. 밤새도록 코로 들어가는 공기가 사람을 지켜줄 수 있게 해줘야 한다. 감기 기운이 있다가도 밤새도록 자고 나서 아침에 무조건 괜찮아야 한다. 푹 자고 난 아침에 어제보다 훨씬 코가, 목이, 기침이 괜찮고 몸이 가뿐한 채로 깰 수 있게 되는 것이다.

감기는 입으로 들어간다

그러면 어떻게 하면 코를 잘 관리할 수 있을까? 어떻게 하면 코감기, 목감기, 기침감기, 편도선 감기, 몸살감기에 잘 걸리지 않을 수 있을까? 일단 코로 숨을 잘 쉴 수 있어야 한다. 나는 환자들에게 감기에 걸리지 않으려면 제발 입을 다물고 코로만 숨을 쉬어야 한다고 강조, 또 강조한다. 낮에는 입술이 벌어지지 않고 꼭 붙어 있어야 되고, 밤에는 입을 꼭 다물고 자야 한다고 설명을 한다.

감기는 코로 들어가는 것이 아니라 입으로 들어가기 때문이다. 입술이 언제나 붙어 있을 수만 있으면 감기는 걸리지 않는다고 얘기를 한다. 그러면 전부 의아스러워한다. 감기의 대명사는 코감기다. 콧물, 재채기, 코막힘이 코의 증상이고, 편도선염이나 기관지염으로 목이 아프고 기침을 하는 증상인데, 감기가 입으로 들어간다는 말이 무슨 말일까?

감기라는 글자를 살펴보면, 감은 느낄 감(感)이고, 기는 기운 기(氣)이다. 영어로는 catch a cold, have a cold다. 찬 기운을 느끼는 것이 감기이다. 감기는 코로 들어가는 것이 아니고 입으로 들어간다. 아무리 차가운 물도 순간온수기를 작동시켜서 수도꼭지로 뜨거운 물이 나오게 할 수 있듯이, 차가운 공기도 코라는 공간을 통과하기만 하면 따뜻한 공기로 바뀐다. 그런데 입으로 숨을 쉬게 되면, 건조하고 차가운 공기 그대로 몸 한가운데 폐의 깊숙한 곳까지 쑥 들어오게 된다. catch a cold 하게 되는 것이다. 감기는 코로 들어가는 것이 아니라 입으로 들어간다. 입이 벌어지지 않도록 코로 숨을 잘 쉬게 만들어주면 우리 환자들 대부분 감기에 걸리는 일이 줄어든다. 입을 다물기 때문이다.

07

코골이 없는 코,
코골이 심한 코

코골이 치료를 본격적으로 시작하면서 정말 다양한 코골이 환자들을 만났다. 덕분에 코 안을 살펴보면 이 사람의 코가 코를 잘 골수 있는 코인지 아닌지를 짐작할 수 있게 되었다.

코를 잘 골지 않는 사람이 있다.

첫 번째, 비강의 하비도가 넓은 사람은 코골이가 없는 편이다. 비염으로 코가 막힐 때 코막힘을 해결하기 위해서 절제해내는 하비갑개가 비후하면 말썽이 많은 것이 사실이다. 하비도가 넓은 사람의 코가 부러울 때도 있었다. 그러나 장단점이 있는 법이다. 하비갑개 점막이 위축되는 날이 온다. 이때 원래 넓은 하비도가 더 넓어지게 되면 상비도, 중비도, 하비도 숨길의 균형이 더 쉽게 깨질 수밖에 없다. 그로 인해 겪어야 하는 임상증상은 앞머리 두통, 안구건조증이 심해지고 나이 들어 나타나는 눈물흘림증이 하비도가 넓은데 더 넓어질 때 쉽게 나타나는 증상이다.

두 번째, 입천장의 연구개 길이가 짧은 사람은 코골이가 없는 편이다. 비강인두 부분에서 마찰음이 발생하는데, 마찰음이 발생되는 부분이 짧으면 아무래도 소리가 작을 것이다.

세 번째, 입천장이 짧거나 길거나 상관없이 비강인두 간격이 넓은 사람이 있다. 이런 사람은 코를 잘 골지 않는다.

네 번째, 목골이의 경우이다. 구강인두 공간이 넓은 사람들은 목골이가 잘 안 생긴다. 이 상태를 만드는 것이 기도 확장 수술이라고 할 수 있다.

그러나 이런 조건에서 벗어나 있는 사람들은 조금만 피곤해도 코골이가 커진다. 원래 코를 잘 골았다고 말한다. 그런 사람들의 입안을 살피면 편도선이 비대해져 있고, 혀가 커서 목구멍을 막고 있는 듯이 보인다. 한 마디로 목구멍이 좁다. 입을 벌리고 자면 목골이가 커질 수밖에 없다. 편도선 비대는 제외하더라도 다른 조건은 타고난 부분이다.

목구멍을 넓히는 수술은 확실히 마찰음 소리를 작아지게 한다. 그러나 이것은 목골이를 치료하는 정도이다. 목골이보다 더 중요한 것은 코로 숨을 쉬는 일이다. 목이 아니라 차라리 코를 골 수 있도록 입을 다물고 잘 수 있게 하는 것이 우선이다. 입을 다물어야 코로만 숨을 쉴 수 있다. 그래야 목을 골지 않고 코를 골 수 있다.

코골이가 심한 사람들의 애로사항을 해결해주기 위하여 목젖을 좀 자르고 비대해져 있는 편도선을 잘라내고, 혀뿌리 쪽을 넓히는 수술 등으로 목구멍을 넓히는 것이 이해가 되기는 한다. 물론 이런 수술을 하는 것 자체는 아무리 생각해도 용납하기 어렵다.

입이 벌어지지 않도록 코숨테이프를 붙이고 밤새도록 테이프를 불편해하지 않고 붙인 채로 잠을 잘 수 있게만 해줄 수 있다면, 이것이 코골이 치료의 시작이다. 자면서 입만 다물어진다면 목골이는 굳이 목구멍을 넓히는 수술로 없애려고 애를 쓸 필요가 없다.

숨은 코로 쉬어야만 한다. 수면호흡증 환자가 아니더라도, 이 환자가 코로 숨을 쉬고 있는지 입으로 숨을 쉬고 있는지, 환자 스스로도 알아야 하고 치료하는 의사도 알아야 한다.

코 건강은 호흡기 전체 건강뿐만 아니라 몸 전체 건강에 있어서도 이보다 더 중요한 일은 없는 것 같다. 30년 넘게 코 질환을 치료해온 한의사로서, 코로만 숨을 잘 쉴 수 있다면 이것보다 더 행복한 일은 없다고 말하고 싶다.

환절기 감기를 피하는 법

환절기 때마다 감기에 걸리는 사람이 있다. 환절기 감기가 당연하다고 생각하지만, 정확히 말하면 차가워진 공기를 입으로 들어가게 했기 때문에 감기에 걸린 것이다. 환절기 감기를 벗어나는 가장 좋은 방법은 코숨 테이프 사용이다.

여행을 떠나 호텔에서 잠을 잤다거나, 시골 친척집에서 잠을 자는 것으로, 잠자리가 바뀌기만 하면 감기에 걸리는 사람이 있다. 그러나 사실은 달라진 공기가 입으로 들어갈 수 있게 밤에 입을 벌리고 잠을 잤기 때문이라는 내용이 그 속에 반드시 숨어 있을 것이다. 수학여행을 간다든지 1박2일 캠프를 다녀오면서 꼭 감기 걸리는 아이들이 있다. 그것도 밤에 입으로 찬 공기가 들어가는 호흡을 했기 때문이다. 감기에 걸렸을 때, 감기가 빨리 나을지 안 나을지를 알 수 있는 쉬운 방법이 있다. 밤새도록 자고 나서 어젯밤보다 괜찮아져 있으면 그 감기는 빨리 나을 것이다. 그런데 며칠 동안 심해졌다가 시간이 지나면서 겨우 조금씩 좋아진다면 고생을 할 만큼 하고 나서 호전되는 것이라고 할 수 있다. 잘 때 입이 벌어지지 않으면, 감기가 빨리 낫는다.

코를 잘 고는 사람은 노래를 잘 부른다?

나는 코골이가 심한 사람들에게 피리 소리가 잘 발생할 수 있는 조건을 갖고 태어났다고 말해준다. 비염·축농증이 없는데도 코를 잘 고는 사람들은 대부분 목구멍이 정말 좁다. 이런 경우 노래를 부를 때 고음이 잘 올라간다. 피리에 비유하면, 소프라노 피리에 해당하는 발성구조를 갖고 있는 것이다. 그래서 노래를 잘하는 대가로 코를 잘 골게 되었다고 말하기도 한다.

정말 비강과 부비동, 입천장 공간, 목젖, 설근, 성대 부분의 공간은 다양한 소리를 만들어내는 공간이다. 성대에서 만들어진 소리가 이 공간을 통과하면서 다양한 소리로 바뀌게 된다. 코를 잘 골게 만들어진 사람들은 훨씬 더 다양한 소리를 만들어 낼 수 있는 장점이 있다. 코를 잘 골아낼 수 있는 악기의 조건은 그렇지 않은 사람들보다 비트박스의 다양한 소리도 잘 만들어낼 수 있고, 성대모사를 잘할 수 있는 조건이 되기도 한다. 코를 잘 골 수 있는 조건으로 노래를 잘한다고 말해도 될 정도이다.

언젠가 할머니 한 분이 심한 코골이로 치료를 받으러 왔다. 코골이가

너무 심해서 목젖을 떼어냈다고 하신다. 그래도 코를 심하게 골아서 치

료를 받으러 오셨는데, 정말 목구멍이 좁아 보였다.

　"할머니, 노래 잘하시죠?"

　물었더니,

　"뭐, 내가 노래 좀 한다는 소리 들어요!"

　라고 대답하셔서 웃었던 적이 있다.

　옆에 같이 온 자녀분들이 말하기를, '엄마는 오페라 가수를 했어야 한

다'고 할 정도였다.

08

죽을 때까지
코골이 걱정 없이 사는 치료법

코막힘을 대충 치료해서는 코골이가 없어지지 않았다

코골이라는 단어를 모르는 사람은 없다. 그런데 우리는 코골이에 대해서 너무나 모르고 있다는 것이 문제다. 다른 사람 코 고는 것은 알아도 정작 본인의 코골이에 대해서는 전혀 모른다. 남들의 코골이는 문제 삼아도 정작 본인의 코골이에 대해서는 한 번도 생각해본 적이 없다.

그러나 이제 코골이에 대해서 자세히 알아야 할 때가 되었다. 간단한 코골이부터 심각한 코골이까지 코골이에 대해서 정확한 내용을 파악해야 할 때다. 그리고 자신이 어느 정도 수준에 와 있는지 관심을 가져야 할 때다.

나는 코를 치료하면서 비염·축농증과 코골이와의 상관관계를 알게 되었다. 코를 곤다는 것은 결론적으로 코의 상태를 나타내주는 중요한 지표가 되고, 우리 몸의 상태를 정확하게 나타내주는 아주 중요한 역할을 하고 있다는 사실까지 알게 되었다. 다시 말해서 비염·축농증 치료를 아무리 잘해도 궁극적으로 코골이를 해결하지 못하면 비염·축농증 치료가 완성이 되지 않은 것과 같다.

초창기에는 비염 치료를 하면서 깜짝 놀랄 정도로 코골이가 좋아졌다고 말해주는 환자들 때문에 코골이 치료가 정말 쉬운 줄 알았었다. 그래서 코를 잘 치료하면 코골이는 없어지는 증상이라고 쉽게 생각했었다.

그러나 코골이는 그렇게 간단한 문제가 아니었다. 간단하게 코막힘을 해결한다고 해서 코골이가 치료되는 것은 아니었다. 비강과 부비동을 살피고 비강인두, 구강인두, 후두인두, 연구개, 목젖, 설근, 편도까지 살펴야 했다.

코의 기능을 모두 다 살리는 것이 코골이의 해법이다

30년의 임상을 겪은 지금에 와서는 다시 똑같이 답하려고 한다. 코골이의 정확한 답은 코막힘의 해결이다. 단, 코막힘을 아주 섬세하고 정확하게 치료해야 한다. 본인이 코막힘을 느끼지 못한다고 코가 괜찮은 것이 아니다. 코의 모든 기능을 되살리는 것이 코골이를 해결하는 정답이다. 궁극의 코막힘을 해결하는 것, 다시 말해서 비염과 축농증을 정확하게 해결하는 것, 코의 본래의 기능이 정확하게 이루어질 수 있도록 하는 치료가 코골이의 해법이었다.

그러나 현재 코골이를 치료하면서 원인과 해결 방법을 코가 아니라 다른 곳에서 찾고 있는 현실에서 알 수 있는 사실은 현재 이루어지고 있는 비염과 축농증 치료는 코골이의 답으로 제시 할 수 있는 수준이 아니라는 것이다. 이것이 가장 큰 문제이다. 코골이라는 이름 자체에 코라는 글자가 들어 있는데도 말이다! 심지어 입을 벌리고 자면서 나타나는 목골이와 입을 다물고 코로 숨을 쉬면서 나타나는 코골이를 구분하지 않고 치료에 접근하고 있다.

그러나 30년 동안 비염·축농증을 열심히 치료해온 한의사로서 코골이를 정의하면, 코골이는 코 건강과 몸 건강의 척도다. 비염과 축농증 치료 시에도 코골이는 비염·축농증 치료가 잘 되었는지를 보여주는 치료의 척도가 되며, 코골이 치료는 코 기능을 되살려낸 증거가 된다.

비염·축농증을 잘 치료했다고 하더라도 환자가 코를 곤다면 코의 모든 부분을 더 섬세하고 더 확실하게 살펴서 코의 모든 기능이 더 살아날 수 있을 정도로 치료해주어야 하는 중요한 신호다.

마지막으로 깨달은
코골이의 진실

낮에는 멀쩡한데 어째서 밤에는 코골이 소리가 날까?

내가 코골이 환자를 치료하면서 정말 궁금한 점이 있었다.

낮에는 코로 숨을 쉬는데 전혀 불편함이 없는데도, 어째서 잠들기만 하면 그렇게 큰 마찰음이 생기는 걸까? 코막힘이 있는 경우 코골이가 더 커진다. 원래 코가 막혀서 답답한데 자면서는 어떻게 입천장 연구개 근육을 이용해서 더 심하게, 코를 막는 것 같은 호흡을 하는 걸까?

자면서는 온몸의 근육의 긴장이 풀어져 폐의 펌프질하는 호흡 근육만 일을 하고 있다. 그러면 그냥 부드럽게 코로 편안하게 숨을 쉬면 될 텐데, 왜 그렇게 힘들게 호흡하는 것일까? 코 고는 소리 흉내를 내보면 알 것이다. 일부러 연구개 근육에 힘을 가해서 숨구멍을 좁게 만들어 숨을 들이쉬어야 한다. 입을 벌리고 잘 때도 마찬가지다. 목구멍이 좁다고는 하지만, 그래도 콧구멍보다 넓다. 그럼 그냥 편하게 입으로 숨을 쉬면 될 일이다. 낮에는 입으로 숨을 쉬는데 아무 문제가 없는데 왜 수면 상태에서는 혀가 말려들어가면서 호흡 자체를 못하게 될 정도로 목구멍을 막는 걸까?

그냥 편안히 숨을 쉬면 될 텐데, 아예 숨이 막히는 상태까지 목구멍을 좁게 만드는 이유가 무엇일까?

수술을 3번을 했는데 코골이가 더 심해진 청년

결정적으로 그 현상을 이해할 수 있게 된 환자를 만나게 되었다.

26세의 청년이었다. 군대 시절에 너무 심한 코골이로 고통을 받았다.

제대하자마자 목젖 성형 수술을 했고, 편도선 절제술과 설근 축소술을 받았다. 그렇게 하고도 코골이가 심했다. 다시 비염 수술, 축농증 수술, 비중격만곡증 수술을 받았다. 그런데도 코골이와 수면무호흡증이 더 심해졌다고 했다. 그러나 병원에서는 더 이상 치료해줄 것이 없다는 이야기를 들었다고 한다.

목젖 성형술로 입천장이 짧아져 있다. 편도선 부위도 깔끔하다. 목구멍은 넓다. 코 안을 살펴보니, 비중격만곡증 수술과 비염 수술로 하비도가 넓다. 하비도를 통해서 깊이 바닥이 보일 정도로 콧구멍이 휑하다. 축농증 수술로 중비갑개 뒤쪽의 사골동의 칸막이 뼈가 보일 정도로 모든 곳이 넓었다. 도대체 막혀 있는 부분이 없다.

항상 머리는 띵 했고 피로가 가시지 않았지만 낮에는 숨 쉬는 데 불편함이 전혀 없다. 그런데 밤에 잠이 드는 순간 밤새도록 숨을 쉴 때마다 혀가 말려 들어가면서 짧은 무호흡증이 나타난다는 것이다.

"입이 벌어지지 않으면 무호흡증은 잘 안 생기거든요. 일단 코막힘이 없으니, 코숨테이프를 붙이고 주무세요."

나는 입술이 벌어지지 않도록 입술에 테이프를 붙이고 잘 것을 지도했다. 그랬더니 수면무호흡증은 좀 줄었는데, 코골이는 역시 너무나 심하다며 코골이 앱으로 밤새도록 녹음한 소리를 들려주었다. 나는 밤새도록 녹음된 코골이 소리를 들었을 때, 진심으로 정말 깜짝 놀랐다.

그 짧은 입천장 연구개에서 얼마나 큰 진동음이 발생하는지, 어떻게 그렇게나 큰 소리가 날 수 있는지, 얼마나 입천장을 좁게 올려붙여 소리를 내는지, '따따따 따따따' 하는 따발총 소리가 나는 것이었다. 이때 나는 깨달음을 얻게 되었다.

코골이는 수동적인 마찰음이 아니라 적극적인 호흡의 결과물이다

다시 비강과 부비동 기능으로 돌아가야 한다.

우리는 코골이 소리를 흉내낼 때 폐의 펌프질은 그대로 하면서도 의도적으로 입천장 근육을 움직여서 연구개 뒷벽과의 간격을 좁게 할 수 있다. 입을 벌리고 목골이 소리를 만들어 낼 때는 자의적으로 조종할 수 있는 혀를 이용해서 목구멍을 좁게 하여 목골이 소리를 낼 수 있다. 근육을 긴장시키는 적극적인 노력에 의해서 코골이와 목골이 소리를 만들어낼 수 있다는 것이다.

즉, 코골이와 목골이는 좁아진 계곡을 지나는 회오리바람처럼 수동적으로 발생하는 마찰음이 아닌 것이다!

바람의 속도가 빨라지면 비강과 부비동 구석구석 베르누이 효과가 적용될 수 있는 코의 구조의 원리를 기억해야 한다. 움직일 수 있는 입천장 근육을 최대한 사용하여, 비강과 부비동을 통과하는 바람의 세기를 세게 하려던 것이다. 코골이는 비강과 부비동 구석구석 공기의 흐름을 만들어내려는 적극적인 노력이었다.

대뇌는 자신의 뇌 상태를 어떻게 해야 최대한 피로가 풀릴 수 있게 되는지를 안다. 비강과 부비동 구석구석 공기가 드나들 수 있도록 하는 것이 최선이기 때문에 최대한의 적극적인 호흡을 발생시켰다.

코골이는 머리가 맑지 않다는 대뇌의 부르짖음이며, 비강과 부비동 구석구석 공기의 흐름이 원활하지 않다는 증거였다.

비강과 부비동 공간이 건강해지면 코골이는 줄 수밖에 없다. 정말 머리가 맑아지는 호흡을 하면 입천장 근육과 목젖, 혀 근육을 움직여서 더 세게 당겨야 하는 이유가 없어지기 때문에, 코골이 마찰음이 줄어들 수밖에 없는 것이다.

다시 말해서 코골이는 수면 중 대뇌의 휴식을 극대화하기 위한, 비강과 부비동의 과열방지 기능을 극대화하려는 자율신경에 의한 적극적인 호흡 활동의 결과물이었던 것이다.

코골이의 치료는 코의 숨길을 살리는 것이어야만 한다!

나는 앞에서 코골이와 수면무호흡증 치료를 하면서 코를 조금만 더 시원하게 숨을 쉴 수 있게만 해주는 불과 대여섯 번의 침 치료만으로도 수면무호흡증이 너무나 쉽게 없어지는 것을 말해왔다.

목젖을 절제해도 코를 다시 골게 되는 이유가 있었다. 목젖이 길게 늘어진 것이 코골이의 근본 원인이 아니었던 것이다. 편도선을 절제해도 다시 무호흡증이 심해진다. 편도선 비대로 인하여 목구멍이 좁아지는 것이 수면무호흡증의 근본적인 원인이 아니었던 것이다.

그동안 코골이 소리가 나지 않도록 좁아져 있는 간격을 넓히는 치료에만 치료가 집중되어 있었다. 그래서 코골이 · 수면무호흡증 수술시 한 가지 수술로는 효과가 떨어진다는 임상경험으로, 여러 곳을 동시에 수술해 내는 프로그램을 갖게 되었다. 그러나 이것은 결코 옳은 처방이 될 수 없었다.

코골이와 목골이의 치료는 대뇌의 과열방지 장치인 비강과 부비동의 기능을 최대한 살려내는 치료가 최우선적으로 이루어져야 한다.

코골이는 역시 코를 치료하면 되는 것이었다. 목을 골아대는데도 묻지도 따지지도 않고 코골이라고 이름한 것 그대로, 목골이도 코를 먼저 치료해야 했다. 이것이 제대로 된 호흡으로 코골이의 소리를 줄일 수 있는 근본적인 치료가 된다.

결론적으로 코골이의 발생을 두 가지로 관찰할 수 있다.

첫 번째는 우리가 알던 대로 코의 호흡의 통로가 구조적으로 좁아져 있을 때, 호흡으로 발생하는 마찰음으로 이는 수동적으로 발생하는 마찰음이다.

두 번째는 수면 중 대뇌의 과열방지 장치로서의 기능을 극대화하려는 자율신경지배에 의해 발생하는 적극적인 마찰음이다.

하나만 알 때는 무조건 마찰음이 발생하는 좁아진 부분만을 넓히는 치료에 집중하게 된다.

둘을 다 알아야 대뇌의 기능을 살려주는 호흡을 하게 하는 근본적인 개념으로 코골이 치료에 접근하게 된다.

감기 후에 숨 막혀서 잠을 못잔다! – 구강점막어혈증상

몇 년 전, 구강점막어혈증상을 완전히 파악하지 못했을 때의 이야기다. 이 환자분을 계기로 목젖 자체의 어혈증상을 잘 알게 되었다.

73세의 어르신은 8개월 전 감기가 나은 후에, 자려고 누우면 기도가 꽉 막혀서 누울 수가 없다고 했다. 8개월가량 잠을 거의 못자서 8kg 정도 몸무게가 줄었다고 했다. 입천장 뒤로 콧물은 계속 흘러 내려오고, 목에 가래는 꽉 차 있고, 기도 부분은 성대 아래 부분까지 가래가 붙어 있는 느낌이 있다고 했다.

나는 이분의 증상을 쉽게 고쳐낼 수 있을 것이라고 보았다. 처음에는 후비루, 목가래 증상이라고 생각했다. 그래서 연구개 뒷부분인 비강인두 부분에서 흘러 내려오는 분비물을 줄이는 치료에 집중했고, 구강인두 부분의 목가래 증상을 없애기 위해 불편한 자리를 묻고 또 물어가며 후비루와 목가래 증상을 줄여나갔다. 그러나 두 달간 20회 정도 진행된 치료에도 눕기만 하면 목구멍이 막혀서 숨을 쉴 수가 없는 어르신의 증상은 개선의 기미가 보이지 않았다. 목가래의 불편함은 거의 없어지고 후비루

증상이 50% 이상 줄었음에도 목젖 뒤 목구멍이 막히는 증상은 여전하다고 했다. 숨이 막혀 잠을 잘 수 없으니, 입술에 테이프를 붙이고 코로 숨을 쉬려는 노력이 전혀 불가능한 것이다.

어느 날 내원해서는 광대뼈를 두툼한 방석에 박고 잠을 잔다고 했다. 엎드려서 잠을 자도 머리가 옆을 향해서는 기도가 확보가 안 되니 아예 방석에 얼굴을 묻어서 정말 엎어진 자세가 아니고는 목젖이 뒷벽에 닿지 않게 할 방법이 없는 상황인 것이다. 이 날이 마지막 내원일이었다. 결국 나는 이 어르신의 불편함을 해결하지 못했다. 후비루와 목가래는 해결할 수 있었지만 구강호흡으로 목젖 자체가 상해서 목구멍을 막는 느낌을 줄 것이라고는 생각하지 못했다. 그후로 지속적인 관찰과 임상으로 구강점막 360° 모든 점막이 상할 수 있다는 것을 정리하게 되었고, 이제는 이런 증상을 잘 치료할 수 있게 되었다. 사실 환자를 눕혀놓고 목 안을 들여다보면 목젖이 늘어져서 인두 뒷벽에 철퍼덕하고 붙어 있는 경우도 많다. '코를 심하게 골겠구나.'라고 짐작을 하게 하지만 정작 본인은 목젖이 뒷벽에 닿아 있다고 느끼지 않는다.

우리는 입안에서 혀를 굴려서 목젖을 건드리려고 해도 목젖이 건드려

지는 느낌이 들지 않는다. 우리는 자신들의 목젖이 얼마만 한 크기인지 어떤 모양으로 매달려 있는지 모른다. 목젖의 존재감을 전혀 느끼지 못하는 것이 정상적인 점막의 상태이다. 그러나 이 어르신은 누울 때 늘어지는 목젖이 기도를 막아서 숨을 쉴 수 없다고 느끼고 있는 것이고, 실제로 숨이 막혀서 누워있을 수가 없다고 하시며 누운 자세에서 숨이 막혀서 답답해하는 숨소리를 들려주신다. 밤에 잠을 자려고 할 때 뿐 아니라, 낮에도 눕기만 하면 목젖이 늘어져 닿는 부분이 막힌 듯 느껴지니, 누워서 잠을 잘 수가 없는 것이다. 나는 이것을 구강점막어혈증상이라고 이름을 붙였다. 그렇다면 이 어르신에게는 왜 이런 증상이 생긴 것일까?

일단 첫 번째 원인, 오랜 기간의 구강호흡으로 비강인두 점막과 구강인두뿐 아니라 후두인두 점막도 당연히 손상되어 있었다. 두 번째 원인, 심한 감기로 콧물과 가래를 치료하는 약을 거의 3주간 복용했다. 평상시 상해 있었던 점막이 코감기와 코감기를 치료하는 약물복용으로 건조감이 심해지면서 질감을 형성하여 자려고 누울 때 중력에 따라 뒷벽으로 늘어지는 목젖이 목구멍을 막는 것처럼 느끼게 된 것이다. 점막의 분비물은 점막을 보호하는 코팅제 역할을 한다. 콧물 분비를 줄이는 약이 어혈증상을 심하게 하는 결정적인 원인으로 작용했다고 여겨진다.

3 부

당신이 몰랐던 코골이 수면무호흡증 Q & A

Q&A 01

피곤하면 왜 코를 고나요?

코를 많이 골면서 자는 모습을 보면, '오늘 회사에서 정말 피곤한 일이 많았나 보다.'라고 짐작한다. 평상시 코를 골지 않던 아이가 정말 세상 모르게 코를 골면서 자는 모습에 '오늘 진짜 잘 놀았나 보다.'라고 생각을 하게 된다.

우리는 피곤할 때, 아침에 손과 얼굴이 부어 있는 것을 느낀다. 사실 코의 점막은 훨씬 더 예민하게 피로를 반영한다. 피곤한 만큼, 분비선 조직으로 되어 있는 호흡기의 비강점막이 붓는 것만큼, 코골이 소리가 커진다. 피로한 정도를 알 수 있는 바로미터 역할을 하는 것이다.

나는 처음에 막연히 '피곤하면 근육의 탄력이 떨어지게 되어 근육이 늘어져서 코를 더 잘 골지 않을까?' 하는 해석을 했다. 그런데 그게 아니었다. 밤에 자는 동안은 누구도 근력을 사용하지 않는다. 근육의 긴장이 풀어져서 이완된다.

낮의 과로로 몸에 쌓인 피로 물질이, 수면 시간 동안의 혈액순환으로 해결되지 않아 몸을 붓게 만드는 것처럼, 피로와 모든 조건에 예민한 코 점막이 피로한 만큼 붓게 되어 통로가 좁아진다. 그래서 피로한 만큼 코골이 소리가 커지게 된다.

피곤할 때 코를 더 많이 고는 것은 어쩔 수 없다. 그러나 목골이는 예방해야 한다. 입술이 벌어지지 않게 입술을 테이프로 붙이고 자는 것은 너무나 중요하다. 피곤할 때 입을 벌리고 목을 더 많이 곤다면, 치료와 관리와 예방이 반드시 필요하다.

Q & A 02

음주 후에는 왜 코골이가 더 심해지나요?

술을 마시면 코골이가 없던 사람도 코를 골고, 코골이가 심했던 사람은 코골이와 수면무호흡증이 더욱 심해진다.

술을 먹으면 얼굴이 벌게진다. 혈관을 확장시키는 것이다. 이 현상은 점막의 부종을 유발하기 때문에 코막힘을 더 심하게 만든다. 호흡기의 통로가 좁아지면 더욱 더 코골이 소리는 커질 수밖에 없다.

그러다가 음주 후에 목골이가 심해지고, 목구멍 점막이 상하게 된다. 그러다가 물속에 빠졌다가 건져내지는 것처럼, 헉 하고 잠을 깨는 순간이 온다. 심각한 수면무호흡 증상의 대표적인 표현이다.

이 정도까지 증상이 심해지기 전에 술을 먹어도 견뎌질 수 있도록 외

양간을 잘 고쳐서 소를 잃지 않도록 하면 좋겠다. 우리 한의원에서 치료받는 환자분들 중에는 코골이와 수면무호흡증으로 치료를 받으면서도 음주를 멈추지 못하는 분들이 많다. 치료를 받으면 음주 후에도 코막힘이 심하지 않아서 목골이와 수면무호흡증이 덜하단다. 심지어는 술을 마시려고 코 치료를 받는다고 말하는 환자도 있었다. 나는 술을 마셔도 꼭 입술에 테이프를 붙이고 잘 수 있어야 한다고 지도한다.

적어도 목골이가 되지 않을 수 있게 입술에 테이프를 붙이고 잘 수 있을 정도까지만 술을 마시면 좋겠다. 그렇게 되면 많은 질병을 예방할 수 있다. 술을 마셔도, 코로만 숨을 쉴 수 있도록 하는 것이 애주가의 코 관리 지침이 된다.

Q&A 03

코 성형으로 코골이가 생길 수 있나요?

코 성형으로 비강 점막을 건드리는 것은 아니지만, 수술한 자리가 붓고, 얼굴이 붓고, 비강이 좁아지게 되는 만큼 코골이 소리가 심해질 수 있다. 충분히 회복이 되면, 코골이가 없어질 수도 있지만, 코골이가 지속되고, 목골이가 심해진다면 비강과 부비동 공간을 더 넓혀주는 코 치료를 권한다.

Q & A 04

양압기가 뭔가요?

양압기는 말 그대로 일정한 압력의 공기를 만들어내서 콧구멍을 통해 지속적으로 공기를 불어 넣어주는 기구이다. 양압기에서 바람이 만들어서, 코로 계속 바람을 불어 넣어주면 수면 중 숨이 멈추는 무호흡증상이 생기는 사람의 숨구멍이 막히는 일을 막아준다.

수면무호흡증이 심한 사람이 양압기를 사용하게 되면, 숨이 멈추는 일이 없어지게 되는 것만큼 몸 상태가 당장 좋아졌다고 느낀다. 수면무호흡증이 심한 사람에게는 양압기의 도움이 정말 필요하다.

양압기는 압력을 만들어내는 본체와 그 압력을 마스크까지 전달하는 튜브와 코와 입에 씌우는 마스크로 구성된다. 수면 중 최대한 방해받지 않고 깊은 잠을 잘 수 있게 만들어내는 것이 관건이다. 양압기를 처음 사용하는 것은 누구나 굉장히 낯설고 불편하다. 마스크를 밀착시키고 밤새 도록 잠을 잔다는 것이 불편할 수 있다. 그래서 어떤 사람은 1~2주 만에 적응이 되는 사람이 있고, 어떤 사람은 두 달 이상의 적응 기간이 필요한 사람도 있다.

여기에서 양압기 적응에 있어서 가장 중요한 문제를 말하고자 한다. 중증 수면무호흡증으로 아무리 양압기의 도움을 받고 싶어도 코막힘 자체가 심하다면 양압기 사용이 어렵다. 양압기 적응이 어려운 중요한 이유이다.

양압기의 사용으로 자다가 숨이 멈추는 무호흡증이 없어지는 것은 좋은 일이다. 그러나 양압기 사용 여부를 떠나서, 밤이나 낮이나, 코로 숨을 잘 쉴 수 있게 하는 치료가 가장 우선적으로 필요하다. 또한 양압기를 사용할 때에도 입이 벌어지지 않도록 입술이 전부 가려지게 테이프를 붙여야 한다. 비강과 부비동 구석구석 공기가 드나들 수 있는 호흡으로 비강과 부비동의 기능을 잘 발휘할 수 있게 하는 치료가 수준 높은 차원의 코골이 · 수면무호흡증의 치료가 될 것이다.

Q & A 05

구강장치가 뭔가요?

　1930년대에 아래턱을 앞으로 당겨주면 기도가 열린다는 단순한 원리를 바탕으로 수면 중에 착용하여 호흡을 개선해주는 장치가 처음 나왔다. 구강 안에 교정기를 물게 하는 방법으로 아래턱을 내밀어지게 하여 기도 공간을 확보하여 수면 중 기도가 막히지 않게 해준다.

　현재는 자신이 필요한 정도만큼 아래턱을 내밀고 잠을 잘 수 있게 만들어내고 있다. 그러나 구강장치가 만들어진 초기부터 지금까지도 턱과 치아가 아프고 불편해서 사용하기 힘든 경우가 많은 것이 사실이다. 사실 입 안에 무엇인가를 물고 잔다는 것은 편안하지 않을 것이다.

　목골이가 심하고, 수면무호흡 증상까지 심해질 대로 심해진 사람이라면 구강장치로 수면 중 숨이 멈추지만 않게 되어도 당장 살 것 같다고 느낀다. 그러나 구강장치는 코로 숨을 쉬게 만들어주는 장치와는 거리가 멀다. 구강장치를 하게 되면 오히려 더 입이 벌어진다. 구강장치로 수면 무호흡증이 개선된다고 하더라도, 그것은 진정한 코골이의 해결이 아니라는 것이다. 코골이는 코를 잘 치료해서, 코로만 숨을 잘 쉴 수 있도록 해주어야 한다.

구강장치를 사용하고 있는 사람들도, 입술이 벌어지지 않도록 입술에 테이프를 붙이고 자면 좋겠다. 더 나아가 코로만 숨을 잘 쉴 수 있도록 하는 치료를 받아서, 훨씬 더 질 좋은 호흡으로 건강을 되찾으면 좋겠다.

비염·축농증도 없는데 왜 코를 고나요?

비염·축농증이 있어도 코골이가 없는 사람이 있다. 비염·축농증으로 입을 벌리고 자면서도 목골이가 없는 사람도 있다. 그와 반대로 비염·축농증이 없는데도 코를 고는 사람들이 있다. 심지어 목골이가 심할 뿐 아니라, 밤새도록 시끄럽게 잠을 자는 사람들이 있다.

나는 비염·축농증이 전혀 없는데도 코골이가 심한 사람들을 보면서, 코는 진짜 잘 만들어진 악기라는 생각을 한다. 앞에서 말했듯이, 코를 잘 골게 타고난 유전적인 조건이 있다. 남들보다 조금만 피곤해도 코를 많이 골고, 뚱뚱하지도 않은데도 코를 많이 곤다면, 타고난 유전적인 조건이 남다른 부분이 있다. 코를 많이 곤다고 하더라도 반드시 살펴야 하는 부분은 입을 벌리고 자면 안 된다는 것이다. 코를 골지언정 목골이는 용납하면 안 된다.

그리고 중요한 또 한 가지 사실이 있다. 비염·축농증이 전혀 없는 사람이 골지 않던 코를 골면서 아침 피로가 심해진다면, 이 코골이는 비강과 부비동의 기능을 살리는 치료가 필요한 신호로 읽어야 한다.

Q&A 07

잠자는 자세와 코골이가 관련이 있나요?

잠자는 자세를 보면 코가 편한지 아닌지 알 수 있다. 아이들의 경우 코골이가 없다 하더라도 계속 뒤척이면서 잔다고 하면 코가 편하지 않은 것이다. 눕혀서 재웠는데, 자다 보면 엎어져 있는 경우도 마찬가지다.

작은 자세 변화에도 콧구멍이 막혔다 뚫렸다 한다. 코로 숨쉬기 편해지기 위해서 계속 뒤척이면서 잠을 자는 것이다. 비강과 부비동 공간을 확보하는 치료를 하면, 아이들이 뒤척임 없이 고대로 잠을 깬다고 말하며 놀라워하는 부모님들을 만날 수 있다.

어른도 마찬가지다. 코골이가 심한 경우, 똑바로 눕는 것보다 옆으로 누우면 코골이 소리가 작아진다. 누워서 잠을 자면 입천장과 목젖이 뒤로 처지면서 비강인두 부분이 좁아지며 코골이가 커진다. 똑바로 눕는 자세는 수면무호흡증도 심하게 한다. 입을 벌리고 숨을 쉬면 혀뿌리가 말려 들어가면서 기도를 막게 된다. 그래서 수면무호흡증이 심한 환자들을 위해 똑바로 눕지 못하게 방해하는 수면도구들이 개발되기도 한다.

그러나 코골이가 심하다고 옆으로 누워서 자라는 조언보다, 똑바로 누워도 코가 막히지 않도록 하는 제대로 된 코 치료가 꼭 필요하다.

Q & A 08

비만과 코골이의 관계는 어떻게 되나요?

코골이가 없었던 사람도 나이가 들고 뚱뚱해지면서 코를 심하게 골게 되었다고 이야기한다. 그런 경우 코골이를 스스로 관리할 수 있는 가장 합리적인 방법은 당연히 체중을 조절하는 일이다.

체중이 증가하면, 비강 점막과 호흡기 점막의 지방층에도 영향을 주어 숨길이 좁아지게 된다. 숨길이 좁아지면 호흡 통로의 마찰음이 커진다. 즉 코골이 소리가 커진다. 살이 찌는 만큼 코골이가 커지고 잦아지면서 대뇌 건강의 위험성을 알린다.

나는 코골이 환자들에게 "체중을 줄이셔야 합니다."라는 말을 처음부터 하지는 않는다. 환자가 비만하더라도, 우선 입을 다물고 코로만 숨을 쉬는 데 불편함이 없도록 만드는 치료를 한다. 코골이 소리를 점점 줄여

나가는 치료다.

그 과정에서 깊은 숨을 제대로 쉬지 못해서 나타났던 불편한 증상들이 없어진다. 우선 밤에 코숨테이프를 붙이고 잘 수 있을 정도로 코가 편해지면 아주 심했던 구취가 없어진다. 수면무호흡증이 없어진다. 입안이 건조한 증상이 없어진다. 잠을 푹 자게 되고, 피로가 줄어든다. 그렇게까지 했는데도 원하는 만큼 코골이 소리가 줄어들지 않으면, 그때 말한다.

"이제 제가 할 수 있는 일은 다 했으니, 이제 환자 본인이 정말 노력하셔야 될 때가 왔습니다. 체중조절로 훨씬 건강한 호흡을 할 수 있는 바탕은 마련해드렸으니, 꼭 체중을 줄이는 노력을 하시면 좋겠습니다."

정말 뚱뚱했던 50대 중반의 환자분이 심각한 수면무호흡증으로 치료를 받으러 왔다. 코 치료로 깊은 숨을 쉴 수 있게 되면서, 그분은 이렇게 말씀하셨다.

"정말 숨이 편해지고, 자고 난 후 아침이 개운해졌습니다. 그동안 다니는 병원마다 어디든 살을 빼라고 하는 말이 진짜 스트레스였습니다."

나에게 치료를 받으면서는 살을 빼라는 얘기를 하지 않아서 너무 좋았다고 했다. '아, 그랬겠구나.' 싶어서 다음부터는 더더욱 그 말을 먼저 할 수 없게 되었다.

체중 관리는 다른 많은 질병에도 필요한 내용이다. 코골이 수면무호흡증의 경우도 예외는 아니다. 사실 스스로 할 수 있는 코골이 수면무호흡증의 관리에 체중조절보다 더 효과적인 방법은 없다.

Q&A 09

수면무호흡증으로 죽을 수도 있나요?

저렇게 숨을 멈추면 죽겠다 싶을 정도로 수면무호흡증이 심한 사람이 있다. 긴 시간 숨을 멈추는 것이 반복이 될 정도로 심한 사람이 있다. 실제로 수면무호흡증이 심할 때 가장 염려되는 부분은 수면무호흡증이 수면 중 돌연사의 원인이라는 사실이다. 수면무호흡증으로 10초에서 30~50초씩도 숨을 멈추는 호흡이 반복되는 모습에, 처음에는 너무나 놀란다. 그러나 아침에는 언제 그랬냐는 듯이 멀쩡한 모습에 익숙해진다. 그러나 그렇게 숨을 멈추면서 잠을 자는 날들이 이어진다면, 심장은 어느 정도까지 견뎌낼 수 있을까? 수면무호흡증이 심한 가족이 있다면 옆에서 보살펴야 된다. 숨이 멈출 때 돌아눕게 도와줘야 한다. 수면다원검사 후에 양압기를 사용하는 것도 권할 만하다. 그러나 이렇게 수면무호흡증이 심해지기 전에, 코로 숨을 잘 쉴 수 있도록 하는 치료를 받는 것이 가장 중요하다.

Q&A 10

스스로 수면무호흡증을 진단할 수는 없나요?

수면 중 어떤 모습으로 잠을 자고 있는지 관찰해서 말해주는 사람이 없다면 자신의 잠버릇을 알기는 정말 어렵다.

자면서 이를 갈면서 잠을 자는지, 실눈을 뜨고 자는지, 잠꼬대를 얼마나 하는지, 얼마나 뒤척이면서 잠을 자는지, 헛기침을 얼마나 하는지, 입을 벌리고 자는지, 코골이가 얼마나 심한지, 목골이를 하는지, 수면무호흡증이 있는지 아무것도 알지 못한다.

그래서 자고 난 후에 나타나는 모든 증상에 관심을 기울이면 좋겠다. 아침에 입이 마른다든지, 목이 칼칼하다든지, 자고 났는데도 눈이 뻑뻑하다든지, 자고 일어났는데도 아침에 피로가 풀리지 않는다든지, 자기 전보다 뒷목 결림이 더 심하다든지 하는 증상이 있다면, 수면무호흡증이 있다고 생각하고 그에 대한 관리와 개선 조치에 들어가면 좋겠다. 뭐니 뭐니 해도 자신의 수면 자세를 알 수 있는 가장 좋은 방법이 있다. 스마트폰의 코골이 앱을 이용하면 된다. 잠자기 전에 머리맡에 두고 밤새도록 벌어지는 일을 녹음을 할 수 있는 프로그램이 있다. 잠자는 동안 벌어지는 모든 소리의 녹음이 그래프로 표시되어 한 눈에 관찰할 수 있다.

나는 〈snore clock〉 코골이 측정 앱을 추천한다. 매일 일정한 거리에 휴대폰을 두고 코골이 소리를 녹음해보면 본인이 얼마만큼 피곤할 때 어느 정도 코를 고는지 자신의 코골이 상태를 알 수 있다. 〈snore clock〉 앱으로 표시되는 코골이의 30%를 치료의 경계선으로 판단하면서 환자들을 지도하고 있다. 코골이 30% 이하 정도의 코골이는 잠들면서 조금 골다가 밤새도록 편안하게 자는 시간이 많고, 코골이가 30%를 넘으면 거의 밤새도록 코를 고는 경향을 보인다. 입술에 테이프를 붙이고 잘 때와 그렇지 않을 대의 코골이 변화도 스스로 확인할 수 있다.

코골이 앱으로 자신의 코골이 모습을 확인해보는 것이 가장 빠르고 확실하다.

코골이 수술을 했는데도 재발하는 이유는요?

비염 수술을 했는데도 비염이 재발하는 것과 마찬가지다. 축농증 수술을 했는데도 축농증은 또 재발할 수 있다. 코골이 수술을 했더라도 코골이도 재발할 수 있다.

문제는 코골이는 코가 피곤한 만큼 나타나는 증상인데도, 코를 아예 골지 못하게 치료하고자 노력하고 있다는 것이다. 환자도 코골이 수술에 기대하는 것은 코골이가 전혀 없어지기를 바라면서 수술을 한다. 나는 이런 현실에 우려를 표하지 않을 수 없다. 코골이와 수면무호흡증의 수술은 뭔가를 자꾸 잘라내어 없애는 수술이다. 코의 문제라기보다 기도 공간의 문제로 파악하면서 기도 공간을 확장하는 치료가 설명되어지고 있다. 긴 목젖을 탓하면서 목젖 성형술을 권한다. 편도선 절제는 필수이다. 크고 비대한 혀를 문제 삼는다. 코골이가 없어지기를 바라면서 말이다. 그런데 아무리 수술을 해도 자꾸 재발하는 경우도 많다. 더 이상 수술 할 수 없다고 진단받는 경우의 환자도 만난다. 나는 그 이유에 대한 대답으로 본질에서 벗어난 수술이기 때문이라고 말하고자 한다.

내가 진짜 말하고 싶은 진실은 이것이다. 크고 비대한 혀가 문제가 되는 것이 사실이라면, 입을 다물고 잘 때에도 혀는 목구멍을 막아야 할 것이다. 그러나 나의 임상 경험으로 관찰해보면, 코로 숨을 원활하게 쉴 수 있게 되고 입술이 벌어지지 않게 입술에 테이프를 붙이고 잘 수 있게 되면 혀는 아무 문제를 일으키지 않았다.

수면무호흡증이 혀나 목젖이 좁은 목구멍을 막아서 생기는 것이라고 하면, 어렸을 때부터 문제가 되어야 한다. 우리는 살면서 본인의 혀가 점점 비대하게 자란다고 느끼지 않는다. 목젖도 마찬가지로 자라는 조직이 아니다. 그럼에도 불구하고 수면무호흡증이 심할 때, 혀뿌리 축소술을 시행하는 경우가 있다.

나의 임상 경험으로는 입을 다물고 잘 수 있게만 치료해주면, 혀가 목구멍을 막는 수면무호흡증이 제일 먼저 없어지는 증상이었다.

나는 비염 · 축농증 치료와 동일한 방법으로 코골이 · 수면무호흡증을 치료하고 있다. 나에게 치료받아서 코골이와 수면무호흡증을 고친 환자들도 시간이 지나면 또 코골이 소리가 커진다. 왜냐하면 조금만 피곤하거나 술을 먹거나 공기가 안 좋은 곳에 다녀오는 등의 이유로 호흡기 점막이 피곤해지면서 코를 골게 되는 것은 어쩔 수 없기 때문이다.

코골이는 우리의 생활 아주 가까이에 있다. 어떻게 절대로 코를 골지 않을 수 있게 치료할 수 있다는 말인가?

코골이는 호흡기 점막 건강 상태의 바로미터다. 코로 숨을 잘 쉰다는 것은 비강과 부비동의 모든 기능을 회복하는 것을 뜻한다는 사실을 반드시 잊지 말아야 한다.

안 골던 코를 골게 되면, 코 치료를 통해서 전신의 건강을 필수적으로 관리해야 한다. 코 건강과 호흡기의 건강을 드러내주는 코골이는 코 건강을 바로잡을 수 있는 기회를 주는 신호음이다. 신호음을 잘 알아차려서 코로만 숨을 잘 수 있게 해주는 치료만이 코골이의 진정한 정답이라고 확신한다.

코골이 · 수면무호흡증에서 해방되는 날을 기다리며

코 안을 들여다본 지 30년 만에 코골이라는 제목으로 책을 쓸 수 있게 되었다.

처음에 비염 · 축농증 환자를 치료하면서 코골이가 덩달아 좋아졌다는 환자들의 이야기를 들으면서, 비염 · 축농증 치료만 잘하면 코골이는 저절로 좋아지는 질환이라고 쉽게 생각했다. 게다가 처음에 만난 코골이 환자들은 정말 치료가 쉬웠다.

그런데 그게 아니었다. 세상에는 심각한 코골이 환자들이 너무 많았다. 코가 갖고 있는 모든 기능을 100% 회복시켜야 하나 싶을 정도로 치료가 쉽지 않은 경우도 허다했다. 하지만 그런 어려운 환자들을 만나면서 코골이의 실체에 조금씩 더 접근할 수 있었다. 수많은 환자들과 씨름하면서 결국 코골이와 수면무호흡증이 갖고 있는 본질적인 문제에 다가가게 되었다.

코 건강은 사실 간단하다. 밤낮으로 코로 숨만 잘 쉬면 된다. 낮에 숨을 쉬듯이 밤에도 그냥 그대로 편하게 숨을 쉬면서 잠을 자면 된다. 그러나 심각한 코골이 환자들은 있는 힘을 다해서 숨을 끌어당기는 노력을 하며 거친 숨소리를 내면서 힘들게 잠을 잔다. 이런 현상을 오래도록 도무지 이해할 수 없었다. 오랜 임상 끝에 이제는 그 이유를 제대로 알게 되었다.

코골이는 코와 몸의 종합적인 상태의 반영으로 나는 마찰음

처음에는 코골이 소리란, 유동적인 점막으로 만들어진 좁아진 호흡 기도를 공기가 통과하면서 발생하는 마찰음으로 알았다. 그냥 구조적으로 좁다는 이유만으로 발생하는 수동적인 마찰음 정도로만 생각한 것이다.

그러니 밤에 잠에 빠져들면서 오히려 힘들게 잠을 자는 모습을 이해할 수 없었다. 그러나 알고 보니 코골이는 단순한 호흡 기도의 수동적인 마찰음이 아니라, 아주 종합적인 상태의 결과를 나타내는 의도적인 마찰음이었다.

우리는 코를 시원하게 풀어내고 싶을 때, 코를 쥐고 콧구멍을 좁힌 상태에서 콧바람을 불어 코 안 구석구석 고여 있는 분비물을 모두 빼내기 위해 노력한다. 이는 구조물의 통로에 좁은 관을 지나는 바람의 압력을 높여서 최대한 베르누이의 효과를 적용시키려는 것이다. 그냥 흥하고 코를 풀어내는 것보다 효과가 크기 때문이다. 그런데 이 효과가 잠에 빠져드는 그 순간에도 그대로 호흡에 적용되고 있다. 그게 코골이로 나타나는 것이다.

잠이 든다. 그럭저럭 숨을 쉬다가 온몸 근육의 긴장이 풀리는 순간, 갑자기 숨소리 없이 자던 사람이 살짝 숨소리를 내면서 호흡을 한다. 입천장 연구개 비강인두 공간이 좁아지면서 숨소리가 조금 커진다. 이는 수동적인 마찰음이다.

그런데 이 정도의 자연스러운 호흡이 아니라, 여기서 더 나아간다. 마치 코를 시원하게 풀어내려는 동작처럼 입천장 연구개 근육을 최대한 긴장시켜서 호흡의 통로를 좁혀서 들숨이 세게 당겨지는 호흡을 한다. 바로 이것이 코골이다.

많은 환자분들의 임상을 통해 코골이는 바로 대뇌 건강을 유지하려는 자율신경지배 영역에 해당하는 호흡의 노력이라는 것을 해석하게 된 순간이다.

폐의 호흡 근육의 펌프질로 콧구멍을 통해서 공기가 드나든다. 펌프질을 하는 대로 당겨지는 호흡으로는 만족스럽지 않을 때, 호흡의 질을 높이기 위해 펌프질로 유입되는 공기의 압력을 높이려는 노력이 진행된다는 사실로 깨닫게 된 것이다.

폐의 펌프질로 유입되는 공기의 압력을 세게 하려는 노력이 입천장 연구개 근육을 통해 이루어지는데 이것이 바로 코골이다. 입이 벌어지면 목구멍 혀뿌리 근육을 동원해서 목구멍을 좁게 되면 목에서 마찰음이 생기는데, 이것은 목골이다. 더 심해지면 목구멍을 막을 정도로 혀뿌리 근육을 긴장시키려는 호흡이 이루어지는데 이것이 바로 수면무호흡증이다. 그래서 입을 다물고 잘 수 있으면 수면무호흡증은 줄어들 수밖에 없다.

코골이 · 수면무호흡증의 치료에서는 비강과 부비동이 핵심!

코골이는 호흡의 질을 높이기 위한 적극적인 호흡 활동이다. 이것이 그동안 제대로 파악하지 못했던 코골이 수면무호흡증의 실체다. 때문에 마찰 부위를 넓히는 수술에도 코골이와 수면무호흡증이 재발하게 되는 이유가 정확하게 드러난다. 호흡의 질이 만족스럽지 않은 것이다. 이 사실의 발견은 코골이 · 수면무호흡증의 치료방법에 있어서도 시야가 훨씬 넓어지게 한다.

나의 코골이 치료에 있어서도 그동안은 호흡의 통로를 넓히는 비염 · 축농증 치료 개념으로 접근했었다면, 이제는 더욱 건강한 호흡을 하기 위해 비강과 부비동의 기능을 더욱 적극적으로 살려내는 쪽으로 심화 발전하고 있다. 또한 더욱 머리가 맑아지게 하는 호흡을 하기 위해, 공기의 온도와 습도를 조절하여야 하는 환경 조성이 매우 중요해졌다.

결론적으로 코골이와 수면무호흡증의 실체는 대뇌의 건강을 유지하기 위한 결과물이라는 사실이다. 코골이와 수면무호흡증을 치료는 바로 그곳에서부터 출발해야 한다.

깨끗한 공기를 호흡하는 것이 대뇌 건강에 가장 중요하다

그리고 무엇보다 독자분들은 비강과 부비동이 대뇌의 열교환 장치로서의 기능을 하고 있다는 사실을 항상 명심해야 한다. 건조한 공기를 호흡하는 것은 대뇌의 열교환 장치의 기능을 떨어뜨린다. 공기가 건조해지면 입천장 연구개 근육과 설근 근육을 이용하여 힘을 다해서 숨길을 좁게 하여 베르누이의 효과를 극대화하여 열교환량을 높이려고 노력한다. 이런 경우 가습기를 사용하여 습도가 충분한 공기를 호흡하게 해주면 코골이가 없어지는 효과가 생긴다.

그래서 적당한 온도와 적당한 습도가 유지되는 맑고 깨끗한 공기를 호흡하는 것이 대뇌 건강에 가장 필요한 조건이 된다. 그런 공기를 호흡하면 코골이는 줄어들 수밖에 없다. 코골이·수면무호흡증 치료에서 호흡하는 환경은 너무나 중요한 조건이고, 몸 전체 건강의 조건이기도 하다.

그리고 정말 중요한 또 한 가지를 강조하고 싶다. 오직 코로만 숨 쉬어야 한다는 각성이다. 숨을 쉬며 살아가야 하는 지구상의 모든 사람이 한 사람도 빠짐없이 명심해야 한다. 코로만 숨 쉬기 위해서 낮에는 입술이 벌어지지 않도록 주의해야 한다. 저절로 턱관절이 벌어지는 밤에는 입술에 테이프를 붙여서 입술이 벌어지지 않도록 하고 잠을 자야 한다.

나는 만나는 사람 누구에게나 강조한다.

"입을 벌리고 주무시면 안 돼요. 낮에는 입술을 의식적으로 붙여서 생활하시고, 밤에는 입술에 테이프를 꼭 붙이고 주무세요. 이것이 노후 대책이에요. 건강을 지키는 가장 간단한 방법이고 확실한 방법입니다!"

그리고 이 책을 읽는 당신에게도 나는 간절한 마음으로, 진심으로 권한다. 코를 골거나 골지 않거나 상관없이, 나는 당신이 오직 코로 숨 쉬기 바란다.

나는 당신이 코골이 · 수면무호흡증에서도 해방되길 바란다.